GOLDMANN
ARKANA

W0219508

Buch

Der japanische Arzt Dr. Haruyama hat mit »Nōnai kakumei«, das wörtlich übersetzt in etwa »eine Revolution der Gehirnwelt« heißt, einen der erfolgreichsten Longseller Japans verfasst. Wissenschaftlich und medizinisch weist er hier nach, dass positives Denken die beste Medizin für den Körper ist. Haruyamas Forschungen belegen, wie eine positive Einstellung zur Ausschüttung bestimmter Endorphine und Hormone führt, die Krankheiten verhindern und heilen können. Ausgehend von seinen Forschungen gibt Dr. Haruyama eine Reihe konkreter Anweisungen, wie wir uns gesund und vital halten. Dazu gehören neben der geistigen Einstellung ein integrativer Ansatz für Muskelaufbau und Stretching sowie eine Ernährungsweise, die das Gehirn gesund hält. Gezielt geht Haruyama auf Lebensmittel ein, die das Gedächtnis verbessern und freie Radikale verhindern. Wenn wir die rechte Gehirnhälfte aktivieren, gelangen wir zunehmend in den Alpha-Zustand und wir erfahren, was allen langlebigen Menschen gemeinsam ist: sich keine Sorgen machen!

Autor

Shigeo Haruyama, 1940 in Kioto geboren, wuchs in einer Familie traditioneller japanischer Ärzte auf und war schon in seiner Jugend mit Akupunktur, Moxa und Shiatsu vertraut. Nach seinem Medizinstudium praktizierte er als Chirurg. Seit 1987 leitet er eine eigene Klinik mit Altersheim und engagiert sich in einer Synthese aus östlicher und westlicher Medizin besonders für präventive Gesundheitsstrategien.

Shigeo Haruyama

Wahre Gesundheit beginnt im Kopf

Die japanische Bibel
für ein vitales langes Leben

Aus dem Japanischen
übersetzt und bearbeitet von
Wolfgang Höhn und Mariko Sakai

GOLDMANN
ARKANA

Die japanische Originalausgabe erschien 1995 unter dem Titel »Nōnai kakumei: – A Great Revolution in the Brain World« bei Sunmark Publishing, Inc., Tokio, Japan.

Die hier vorgestellten Informationen und Gesundheitsratschläge sind nach bestem Wissen und Gewissen geprüft, dennoch übernehmen Autor und Verlag keinerlei Haftung für Schäden irgendeiner Art, die sich direkt oder indirekt aus dem Gebrauch der Informationen und Ratschläge ergeben.

FSC
Mix
Produktgruppe aus vorbildlich bewirtschafteten Wäldern und anderen kontrollierten Herkünften

Zert.-Nr. SGS-COC-1940
www.fsc.org
© 1996 Forest Stewardship Council

Verlagsgruppe Random House FSC-DEU-0100
Das für dieses Buch verwendete FSC-zertifizierte Papier *München Super* liefert Mochenwangen.

2. Auflage
Deutsche Erstausgabe September 2007
© 2007 der deutschsprachigen Ausgabe
Arkana, München
in der Verlagsgruppe Random House GmbH
© 1995 Shigeo Haruyama
German translation rights arranged with Sunmark Publishing, Inc.
through InterRights, Inc., Tokyo
Umschlaggestaltung: Design Team München
Umschlagfoto: Getty-Images/HarryZeitlin
Redaktion: Gerhard Juckoff
WL · Herstellung: CZ
Satz: Greiner & Reichel, Köln
Druck und Bindung: GGP Media GmbH, Pößneck
Printed in Germany
ISBN 978-3-442-21800-4

www.arkana-verlag.de

Inhaltsverzeichnis

Vorwort

Heutzutage werden durch die von uns Ärzten durchgeführten therapeutischen Maßnahmen nur etwa zwanzig Prozent aller Patienten wirklich geheilt. Das ist ein Zustand, von dem man ohne Übertreibung sagen kann, dass die ärztlichen Bemühungen an den restlichen achtzig Prozent der Leute nichts anderes als eine gewaltige Verschwendung von Behandlungskosten darstellen. Inzwischen überschreiten die Gesundheitskosten in meinem Heimatland Japan schon die Summe von 210 Milliarden Euro, und es ist abzusehen, dass diese Kosten bald 500 Milliarden Euro erreichen werden. Was für eine Riesenverschwendung!

Was ist eigentlich eine richtige ärztliche Behandlung? Schon als Kind bin ich mit der östlichen Medizin in Berührung gekommen, und nach dem Abitur habe ich westliche Medizin studiert. Bis jetzt hielt man die östliche und die westliche Medizin im Allgemeinen für völlig verschiedene oder sogar gegensätzliche Welten, aber dank der Erkenntnisse der modernen Gehirnphysiologie und Molekularbiologie ist es gelungen, die Wirkungsweise der östlichen Heilkunst mit den Mitteln der modernen medizinischen Wissenschaft zu erklären. So ist es zum

Beispiel möglich, die Betäubung durch Akupunkturnadeln, die in der östlichen Medizin praktiziert wird, auf die im Gehirn erzeugten Hormone zurückzuführen – auf morphinartige Substanzen, die wie Betäubungsmittel wirken. Diese als »Glückshormone« bezeichneten Substanzen sind das Hauptthema dieses Buchs; darüber hinaus soll auch der Mechanismus von Disziplinen wie Qigong und Meditation sowie ihre Beziehung zur Wirkungsweise von Hormonen auf molekularbiologischer Grundlage erläutert werden. Denn inzwischen hat sogar die moderne Medizin begonnen, den Nutzen dieser Disziplinen für die Gesundheit anzuerkennen.

Die Kombination von östlicher und westlicher Medizin ermöglicht es den Ärzten, vor Ausbruch der Erkrankung für Gesundheit und ein langes Leben frei von Krankheiten zu sorgen. Wäre das dann nicht die wahre Form von ärztlicher Behandlung? In dem Krankenhaus, das ich gegenwärtig leite, ist mein erklärtes Ziel eine Form der Behandlung, die es nicht zum Ausbruch der Krankheit kommen lässt. Würde man Krankheiten im Voraus verhindern, so würden auch die Behandlungskosten deutlich sinken. Und es käme wohl viel seltener dazu, dass man als Patient im Krankenhaus einen ganzen Berg von Medikamenten in Empfang nehmen müsste. Dagegen hieß es in alter Zeit in der östlichen Medizin: »Wenn jemand krank zum Arzt kommt, muss der Arzt sich vor dem Patienten verbeugen und entschuldigen!« Und zwar deshalb, weil der Arzt die Verantwortung dafür tragen sollte, dass ein gesunder Mensch gar nicht erst krank wird.

Im Zuge des medizinischen Fortschritts werden zwar laufend neue Medikamente und Therapien entwickelt, doch das hat letztlich dazu geführt, dass die schädlichen Folgen durch Nebenwirkungen zu einem großen Problem geworden sind. Ursprünglich verfügt der Mensch in seinem Körperinneren über Abwehrfunktionen, die ihn gegen alle Krankheiten schützen könnten; wenn diese Mechanismen zufriedenstellend funktionieren, sollten Beschwerden wie Krebs, Herz-Kreislauf-Erkrankungen oder auch Schäden an den Blutgefäßen im Gehirn deutlich abnehmen. Dass dies nicht der Fall ist, liegt in erster Linie daran, dass unsere Lebensweise und unsere Ernährung nicht in Ordnung sind. Mit anderen Worten, der Mensch könnte in Gesundheit leben, ohne sich auf Medikamente oder andere künstliche Produkte verlassen zu müssen, wenn er seine Ernährungsweise überprüfen und gleichzeitig die Sekretionen des Hormon- und Immunsystems regulieren würde.

In diesem Buch möchte ich begründen, dass dies möglich ist, indem man die Glückshormone, die dabei die zentrale Rolle spielen, geschickt nutzt. Diese im Gehirn freigesetzten Hormone habe ich als »Gehirnmorphine« bezeichnet. Während ich freien Gebrauch von den Erkenntnissen der westlichen Schulmedizin mache, behandle ich in diesem Buch auch Themen wie Gesundheit und langes Leben, menschliches Glück und den

Daseinszweck, auf der Grundlage von Überlegungen, die auf östlicher Lebensphilosophie basieren. Unter anderem ist es dabei mein Ziel, weg von der einseitigen Ausrichtung des medizinischen Systems auf symptomatische Behandlung zu einer »Großen Revolution im Gehirn«* zu gelangen. Wenn dieses Buch in einer Gesellschaft, die von zunehmendem Stress und wachsender Überalterung geprägt wird, den Lesern nützliche Hinweise zur Verbesserung ihrer Gesundheit und Lebensführung geben könnte, würde ich mich glücklich schätzen.

---

* So der englische Untertitel der japanischen Originalausgabe: »A Great Revolution in the Brain World«.

Einleitung: Medizinische Behandlung am Schnittpunkt von östlicher und westlicher Medizin

Krankheit verhindern ist die wahre Medizin

Wie ich im Folgenden erklären werde, war eine gewisse Enttäuschung einer der Beweggründe, warum ich Arzt geworden bin. Ich stamme aus einer alten Familie in Kioto, in der seit vielen Generationen östliche Medizin praktiziert wurde. Ich selbst begann schon im Alter von vier Jahren unter der Anleitung meines Großvaters traditionelle japanische Heilkunst zu üben, die Akupunktur, Moxibustion und Shiatsu umfasst. Ich erhielt wohl deshalb so früh eine Ausbildung in diesen Disziplinen, weil ich als Erbe der Familientradition bevorzugt wurde.

Während meiner ganzen Kindheit und Jugend durfte ich meinem Großvater bei der Behandlung seiner Patienten assistieren. Aus diesem Grund war ich natürlich von dem Gefühl durchdrungen, dass die östliche Heilkunst bei der Behandlung menschlicher Beschwerden von großem Nutzen war.

Als ich jedoch später westliche Medizin studierte, musste ich feststellen, dass diese weitaus verständlicher war. Da die westliche Medizin eine »Krankheitslehre« ist, kann sie recht genau erklären, was die Ursachen einer Krankheit sind und wie die Heilung zu verlaufen hat, wenn man eine bestimmte Therapie durchführt. Die Tatsache, dass sie im Gegensatz zur östlichen Medizin über präzise Diagnosemethoden wie Röntgenaufnahmen oder die quantitative Blutanalyse verfügt, hat etwas Überzeugendes.

In der östlichen Heilkunde arbeitet man dagegen mit altchinesischen Begriffen wie »Leere und Fülle«, »Qi« oder »Yin und Yang«, und das klingt für japanische Ohren heute etwas altmodisch. Außerdem sind ihre philosophischen Grundlagen schwer zu verstehen. Auf die Frage, welche von den beiden Richtungen besser wirkt, kann ich aus eigener Erfahrung sagen, dass die östliche Medizin bei der Heilung von Zivilisationskrankheiten und Ermüdungserscheinungen überlegen ist. Aber diese Wirkungen kann sie nicht naturwissenschaftlich erklären, und das war ein Grund für meine anfangs erwähnte Enttäuschung.

Gibt es denn keine Möglichkeit, die wunderbaren Wirkungen der östlichen Medizin exakt zu erklären und zu beweisen? Wäre es nicht besser, wenn man die östliche Medizin mit den Begriffen der westlichen Medizin erklären könnte? Derlei Gedanken veranlassten mich, an der Medizinischen Fakultät der Tokio-Universität westliche Medizin zu studieren.

Nach Abschluss dieses Medizinstudiums wollte ich sofort eine eigene Klinik aufmachen, die meinen Vorstellungen entsprach, denn ich war immer noch fest überzeugt von der Wirksamkeit der östlichen Heilkunst. Doch gab ich diesen Plan bald wieder auf, denn meine älteren Kollegen rieten mir dringend davon ab. Da ich damals noch keinerlei Erfahrung als praktizierender Arzt und auch keine Ahnung vom ABC des Krankenhausmanagements hatte, wäre ich bestimmt gescheitert. So war es mehr als vernünftig, dass meine Kollegen mich davon abhielten, denn schließlich war ich selbst nicht allzu sehr vom Erfolg meines Vorhabens überzeugt.

Die älteren Kollegen rieten mir: »Praktiziere doch erst einmal eine Weile, und wenn du dir dann einen guten Ruf als Arzt erworben hast, ist es nicht zu spät für eine eigene Klinik.« So arbeitete ich ein paar Jahre in verschiedenen Krankenhäusern und spezialisierte mich auf die Chirurgie des Verdauungstraktes. Im Jahr 1987 konnte ich endlich eine eigene Klinik eröffnen, ein Allgemeinkrankenhaus mit 260 Betten, das über alle wichtigen Abteilungen wie Innere Medizin, Chirurgie, Pädiatrie und so weiter verfügte.

In der östlichen Medizin kennt man den Begriff *Mibyō* (jap. wörtlich: »noch nicht krank«). Damit wird der Gesundheitszustand kurz vor dem Ausbruch einer Krankheit bezeichnet. Weil das Ziel der östlichen Heilkunst darin besteht, Menschen, die sich in einem solchen Zustand befinden, nicht krank werden zu lassen, bemühen wir uns in meinem Krankenhaus, dieses Ziel tatsächlich zu verwirklichen. Dagegen wird man heutzutage in einer

Arztpraxis oder in einer normalen Klinik erst gar nicht behandelt, wenn man nicht richtig krank ist, obwohl es den Ärzten eigentlich in erster Linie darum gehen sollte, den Ausbruch von Krankheiten zu verhindern.

Dazu möchte ich Ihnen ein paar Fälle aus meiner Praxis schildern: Da ist zuerst der Fall eines 28-jährigen Mannes, der kurz vor der Heirat stand. Mit über hundert Kilo Körpergewicht war er ziemlich dick, und seine Verlobte war davon gar nicht begeistert. Deshalb kam er zu mir, aber lediglich um eine Diät zu machen. Natürlich ist es wirklich ein Luxus, sich einen Klinikaufenthalt zu leisten, obwohl man gar nicht richtig krank ist, doch weil es mein Ziel ist, die Menschen gar nicht erst krank werden zu lassen, war ich natürlich gern bereit, einen solchen Wunsch zu erfüllen. Der junge Mann wurde sofort aufgenommen, nahm in vierzig Tagen 15 Kilo ab, sodass sein Gewicht bei der Entlassung im Achtzig-Kilo-Bereich lag.

Nicht nur er selbst, sondern auch seine Verlobte war darüber sehr froh. In Wirklichkeit aber befand sich dieser Mann trotz seiner Jugend wegen seines Übergewichts in einem ziemlich gefährdeten Zustand: Seine Leber funktionierte schlecht, die Cholesterin- und Triglyzeridwerte waren erhöht. In medizinischer Terminologie ausgedrückt, litt er an Beschwerden wie Leberentzündung, chronischer Bauchspeicheldrüsenentzündung, Hypercholesterinämie und Hypertriglyzeridämie. All diese Symptome waren nach seiner Schlankheitskur im Krankenhaus verschwunden.

Dieser junge Mann hat das Krankenhaus fröhlich verlassen, ohne zu wissen, dass er sich in einem so kritischen Gesundheitszustand befunden hatte und nun alles wieder normal geworden war. Für mich war das ein ideales Behandlungsergebnis, weil ich bei einem Menschen im Zustand des *Mibyō* den Ausbruch von Krankheiten verhindert hatte und ihn gesund entlassen konnte.

Für die Ausschüttung von Endorphinen sorgen

Welche Art von Therapie habe ich diesem jungen Mann verordnet? Kurz gesagt, es war ein Dreierpack aus Ernährung, Bewegung und Meditation. Ernährung bedeutete viel Eiweiß und wenig Kalorien; Bewegung bedeutete Muskelaufbau und Fettverbrennung. Meditation bedeutete keine strenge, formale Übung, weil er damit überfordert worden wäre. Er durfte im Meditationsraum sitzen und positives Denken üben, während gleichzeitig seine Gehirnwellen gemessen wurden. Das gehört bei mir generell zur Behandlung. Dazu kommt noch eine besondere Form medizinischer Massage, die ich aus der östlichen Shiatsu-Technik entwickelt habe. Mit diesen Maßnahmen gelingt es mir, potenzielle Kandidaten für Zivilisationskrankheiten in einen gesunden Zustand zurückzuführen.

Auch eine 58-jährige Frau, die wegen Schlaflosigkeit, Halluzinationen und Depression kurz vor dem Ausbruch einer Geisteskrankheit stand, wurde mit denselben Mitteln geheilt.

Eine 46-jährige Patientin mit gestörter Leberfunktion hatte wegen hoher Triglyzeridwerte eine Fettleber, obwohl sie gar nicht dick war. Mit extrem wenig Muskelgewebe, aber reichlich Fettgewebe war sie sozusagen »dünn, aber fett«. Nach vierwöchiger ambulanter Therapie waren sowohl die Leberfunktion als auch die Cholesterinwerte dieser Frau wieder normal.

Ein 63-jähriger Mann mit Diabetes und Bluthochdruck litt bei der Aufnahme unter Bewusstseinstrübungen. Anfangs blieb mir nichts anderes übrig, als Insulin zu spritzen, das ich ihm aber bald in Tablettenform verabreichen konnte. Heute braucht er kein Insulin mehr. Auch diesem Mann wurde wie bei den anderen Fällen mein »Dreierpack« verabreicht.

In Wirklichkeit verbirgt sich hinter diesen Fällen erfolgreicher Behandlung ein Geheimnis – nämlich die als Glückshormone* bezeichneten Hormone, die auch das zentrale Thema dieses Buches sind. Im menschlichen Gehirn werden morphinähnliche Substanzen ausgeschüttet. Diese heben nicht nur die Stimmung, sondern haben auch ausgezeichnete pharmazeutische Wir-

* Dr. Haruyama hat für diese Substanzen den Ausdruck »Gehirnmorphine« geprägt. Gemeint sind damit die in Nervenzellen (und Drüsen) des Gehirns gebildeten Hormone, die in uns Glücksgefühle im weitesten Sinne auslösen. Diese Neurosekrete oder -hormone gehören zur Kategorie der *Neurotransmitter* und *Neuromodulatoren*, von denen die Neurowissenschaft inzwischen rund sechzig identifiziert hat.

kungen. Unter anderem können sie dazu beitragen, den Alterungsprozess aufzuhalten und die Selbstheilungskräfte zu stärken.

Wenn Glückshormone reichlich ausgeschüttet werden, erreichen ihre Wirkungen nicht nur das Gehirn, sondern den ganzen Körper, und alles kann sich zum Guten wenden. Diese positiven Wirkungen nütze ich bei meiner therapeutischen Arbeit aus.

Die Existenz dieser Substanzen war zwar schon länger bekannt, doch schenkte man ihnen keine sonderliche Beachtung, weil man glaubte, dass sie außer ihren analgetischen Wirkungen keine Bedeutung hätten. In jüngster Zeit hat die Forschung jedoch große Fortschritte gemacht und erkannt, dass in diesen Substanzen ein gewaltiges Wirkungspotenzial steckt.

Wenn ein Mensch in Wut gerät und starken Stress empfindet, scheidet sein Gehirn das Hormon Noradrenalin aus, eine Substanz von extremer Toxizität. Unter den natürlichen Giften rangiert es hinter Schlangengift an zweiter Stelle. Natürlich wird diese Substanz im Gehirn nur in äußerst geringer Menge freigesetzt, doch wenn man ständig wütend wird und unter Stress steht, führt dieses Toxin dazu, dass man erkrankt, schneller altert und früher stirbt. Ich kann ohne Übertreibung sagen, dass bei allen Erkrankungen Noradrenalin im Spiel ist, und das gilt nicht nur für die Patienten, die zu mir in die Sprechstunde kommen.

Andererseits gibt es auch ein Hormon namens Beta-

Endorphin. Unter den Glückshormonen ist es das Hormon mit der größten Wirksamkeit. Ich erkannte, dass zwischen diesen beiden Substanzen eine subtile Wechselbeziehung besteht. Wenn man von jemandem etwas gesagt bekommt und ablehnend mit »Nein, ich will nicht« reagiert, wird im Gehirn das toxische Noradrenalin freigesetzt. Wenn man in der gleichen Situation dagegen mit »Das ist gut« reagiert, wird Beta-Endorphin sekretiert. Ich muss Ihnen nicht mehr erklären, ob es besser ist, wenn Noradrenalin freigesetzt wird oder wenn es sich dabei um Beta-Endorphin handelt.

Eine Sache mag einem noch so zuwider sein, wenn man sie mit einer positiven, affirmativen Einstellung akzeptiert, werden im Gehirn Substanzen frei, die gut für den Körper sind. Man mag im Leben noch so gesegnet sein, doch wenn man wütend, gehässig und unglücklich ist, gelangen Substanzen in den Körper, die ihm schaden. Wenn man dagegen alle Dinge positiv aufnimmt und im Leben stets nach vorne blickt, bewahrt man seine Gesundheit und Jugendlichkeit und kann ein Leben ohne Krankheit führen.

Außerdem gilt: Wenn man irgendwelche unangenehmen und schmerzlichen Erfahrungen macht und darauf mit Widerwillen regiert, wird Noradrenalin frei. Wenn man sich dagegen in Geduld übt und über ein schwieriges Stadium hinwegkommt, kommt es zur Ausschüttung von Glückshormonen.

Wenn ein Raucher denkt: »Das ist aber schlecht für

meine Gesundheit«, und seine Zigarette mit solchen unangenehmen Gefühlen raucht, ist das doppelt schlecht. Wenn sich dagegen ein Tabakliebhaber nach der Arbeit eine Zigarette anzündet und dabei »Ah, wie köstlich!« denkt, werden Glückshormone ausgeschüttet, und die negativen Folgen des Rauchens werden abgemildert.

Wenn wir etwas Leckeres essen oder Sex haben, genießen wir ein angenehmes Gefühl, das wir auch beim Sport, beim Studium oder bei der Arbeit empfinden können. Und natürlich empfinden wir ein Gefühl der Freude, wenn wir anderen Menschen etwas Gutes tun oder den Zustand der Welt etwas verbessern können. So kommt es in allen Dingen auf unsere innere Einstellung an, und es ist medizinisch nachweisbar, dass es weitgehend *davon* abhängt, ob wir gesund oder krank werden.

Glückshormone verhindern Krankheiten

Glückshormone haben viele großartige Eigenschaften. So hat zum Beispiel Beta-Endorphin ganz eindeutig die Wirkung, die Immunkräfte zu stärken. Gegen Krankheiten, die durch Bakterien oder Viren verursacht sind, kann man auch mit noch so positiven Gedanken wohl kaum etwas ausrichten, aber weil Glückshormone die Abwehrzellen stärken, ist es vorstellbar, dass diese sogar Widerstandskräfte gegen Krankheiten wie Aids entwickeln.

Bei Krankheiten wie Aids kommt es tatsächlich vor, dass unter den Menschen, die mit der infizierten Person gleichartigen Kontakt haben, die einen angesteckt werden, während die anderen davon verschont bleiben. Auch unter den Infizierten gibt es solche, bei denen sich der Krankheitsverlauf beschleunigt und schließlich zum Tod führt, wenn sie in Panik geraten, überall verzweifelt Hilfe suchen und nicht richtig behandelt werden. Bei anderen Aids-Kranken dagegen kommt die Krankheit auch nach vielen Jahren nicht zum Ausbruch, wenn sie eifrig und entschlossen Meditation oder Qigong üben. In diesem Fall kann man davon ausgehen, dass dies auf die immunstärkende Kraft der Glückshormone zurückzuführen ist.

Während es sich bei Aids um eine Erkrankung handelt, mit der nicht jeder infiziert wird, besteht bei fast allen Menschen das Risiko, von Zivilisationskrankheiten wie Gefäß- oder Herzbeschwerden befallen zu werden. Aber auch bei derartigen Beschwerden zeigen Glückshormone verblüffend positive Wirkungen.

Wir alle leben in einer stressreichen Gesellschaft, und wenn wir starken Stress verspüren, kommt es zur Ausschüttung der vorher erwähnten toxischen Hormone. Wenn diese in der richtigen Menge freigesetzt werden, erfüllen sie eine nützliche Funktion; in zu großen Mengen haben sie dagegen eine verengende Wirkung auf die Blutgefäße.

Bei Gefäßverengung steigt der Blutdruck, und es

kommt leichter zur Verstopfung der Blutgefäße. Wenn die großen Adern im Gehirn verstopfen, kommt es zum Gehirnschlag; wenn die feinen Kapillaren im Gehirn verstopften, kommt es zur Demenz. Die Glückshormone helfen, den ursprünglichen Normalzustand der Gefäße wiederherzustellen, und sorgen dafür, dass das Blut wieder leicht und ungehindert fließen kann. Weil die Mehrzahl der Zivilisationskrankheiten durch Atherosklerose verursacht wird, können die Glückshormone auch zur Verhinderung von Zivilisationskrankheiten beitragen.

In jüngster Zeit ist der aktive Sauerstoff* mit seinen negativen Wirkungen auf die Gesundheit zum Thema geworden. Man unterscheidet zwei Arten dieser schädlichen Moleküle: den aktiven Sauerstoff, der in unserem Stoffwechsel aus dem eingeatmeten Luftsauerstoff gebildet wird, und den in der Atmosphäre vorkommenden aktiven Sauerstoff. Aktiver Sauerstoff im Körper bewirkt Oxidation und Alterung und schädigt die Gene. Aktiver Sauerstoff gilt als Hauptverursacher von allen möglichen Krankheiten und Alterungsprozessen. Weil im Körper auf jeden Fall aktiver Sauerstoff entsteht, wenn wir zum Beispiel rennen oder uns auf andere Weise unter Energieverbrauch betätigen, besitzt unser Körper Substanzen und Mechanismen zur Neutralisierung der »Sauerstoffvergiftung«. An erster Stelle ist dabei das SOD, das

* *Aktiver Sauerstoff* ist der in Japan übliche Begriff für chemisch hochreaktive Moleküle des Sauerstoffs; bei uns eher bekannt als »Sauerstoffradikale« oder etwas allgemeiner als »freie Radikale«.

Enzym Superoxiddismutase*, das in unseren Zellen synthetisiert wird, zu nennen.

Wenn SOD in ausreichendem Maße gebildet wird, gibt es keine Probleme mit aktivem Sauerstoff. Wenn jedoch das Gehirnwachstum mit 25 Jahren abgeschlossen ist und es an »Baumaterial« für SOD mangelt, lässt die SOD-Produktion allmählich nach. Dann nehmen die Schäden durch aktiven Sauerstoff bzw. freie Radikale zu, und das beschleunigt die Alterung und führt zu chronischen Beschwerden. Ferner wird die Produktion von aktivem Sauerstoff gesteigert, wenn adrenalinartige Hormone wie Noradrenalin ausgeschüttet werden. Wenn man sein Gehirn jung erhalten will, ist es deshalb von großer Wichtigkeit, die Bildung derartiger toxischer Substanzen möglichst in Grenzen zu halten.

In den letzten Jahren hat die medizinische Forschung

---

* *Superoxiddismutase* (SOD) ist ein körpereigenes Enzym, das zusammen mit den Enzymen *Glutathionperoxidase* und *Katalase* vor oxidativer Zellzerstörung durch aktiven Sauerstoff/freie Radikale schützt. Diese wichtigen Enzyme wirken antioxidativ, d.h., sie verhindern die Oxidation von Bestandteilen der Zelle durch freie Radikale.

SOD kommt in fast allen Körperzellen vor und katalysiert die Umwandlung des Superoxidradikalanions zu Sauerstoff (O_2) und Wasserstoffperoxid (H_2O_2). H_2O_2 ist ebenfalls zelltoxisch und wird durch das Enzym Katalase zu Sauerstoff und Wasser umgesetzt oder durch Peroxidase anderweitig verwertet. Sogar in den Hautzellen findet sich SOD und schützt die Haut z.B. vor Altersflecken und Falten.

Zahlreiche Zivilisationserkrankungen werden mit der übermäßigen Belastung durch freie Radikale in Zusammenhang gebracht. Außerdem führen solche Krankheiten wiederum zur Bildung großer Mengen von freien Radikalen, die Gewebeschäden verursachen. Durch seine antioxidative Wirkung bewahrt SOD den Körper auch vor vorzeitiger Alterung.

nachgewiesen, dass die Schäden durch aktiven Sauerstoff sehr viel geringer sind, wenn die Gehirnzellen jung bleiben. Weil die Glückshormone die Gehirnzellen jung erhalten, können wir die größten Feinde, nämlich Alterung und Krankheit, besiegen, wenn wir mit einer positiven Haltung so leben, dass kontinuierlich Glückshormone freigesetzt werden.

Außerdem haben die Glückshormone einen positiven Einfluss auf die Steigerung unserer Gedächtniskraft, den Abbau von Aggressivität in den zwischenmenschlichen Beziehungen, unseren Unternehmungsgeist, unsere Ausdauer und unsere Kreativität. Ohne Übertreibung kann gesagt werden, dass es von der Menge der ausgeschütteten Glückshormone abhängt, ob die Aktivitäten eines menschlichen Lebens sich in eine positive oder eine negative Richtung entwickeln. Deshalb geht es mir in diesem Buch darum, Ihnen auf der Grundlage meiner eigenen Erfahrungen zu erklären, welche Kräfte in den Glückshormonen stecken und wie Sie ihre Ausschüttung am besten anregen können.

Zu den natürlichen Morphinen gehören auch bestimmte Drogen. Während bei dieser Art von Morphinen das Risiko besteht, abhängig zu werden, gibt es bei den Glückshormonen keinen Anlass zur Sorge. Die schlimmen Folgen der Drogensucht für die Betroffenen und die sozialen Konsequenzen sind hinreichend bekannt. Aber es besteht keinerlei Notwendigkeit, dass wir uns um euphorischer Erfahrungen willen auf die gefährlichen

Abwege von Sucht oder Abhängigkeit begeben, denn der Himmel hat uns die Glückshormone geschenkt und damit die Botschaft verbunden, dass wir unser Leben in Freude, Gesundheit und Jugendlichkeit verbringen und ein langes Leben frei von Krankheiten genießen sollen. Glückshormone sind sozusagen ein Lohn des Himmels für alle, die in diesem Sinne leben. In den folgenden Kapiteln möchte ich Ihnen erklären, wie diese Belohnung konkret aussieht.

Kapitel 1: Der medizinische Nachweis für die Wirkungen des positiven Denkens

Warum macht negatives Denken krank?

In jüngster Zeit hat der Begriff »positives Denken« überall Verbreitung gefunden. Im Allgemeinen versteht man darunter: »Wenn ich bei allem denke, dass es gut für mich ist, sammelt sich kein Stress an.« »Wenn ich auf alles in konstruktiver Weise reagiere, führt das zu guten Ergebnissen.« Auch in medizinischen Kreisen hat dieser Begriff Einzug gehalten. Geist und Körper stehen in einem ständigen Dialog. So sind die Dinge, die wir in unserem Geist denken, nicht bloß abstrakte Begriffe. Denn man hat erkannt, dass unsere Gedanken sich unweigerlich materialisieren und körperlich wirksam werden.

Wenn wir auf etwas mit Ablehnung reagieren, entstehen in unserem Körper Substanzen, die unter anderem den Alterungsprozess und die Bildung von Krebszellen beschleunigen. Wenn wir dagegen mit dankbarer Zustimmung darauf reagieren, bildet unser Organismus Substanzen, die uns jung und gesund erhalten. Inzwischen ist auch medizinisch nachgewiesen, dass es in unserem Organismus einen solchen Mechanismus gibt.

Folglich verfügen Menschen, die es sich zur Gewohnheit machen, alles positiv zu sehen, über eine starke Resistenz gegen Krankheit. Wer dagegen immer negativ denkt, wird leider bald krank. Selbst bei gleichen Lebensbedingungen und gleicher Lebensweise sind die einen kerngesund und die anderen kränklich. Auch wenn das nicht uneingeschränkt gelten mag, so ist doch die geistige Einstellung von größter Bedeutung für unsere Gesundheit.

Worum handelt es sich nun bei jenen Substanzen, die je nach unserer inneren Einstellung in unserem Organismus gebildet werden? Es sind die Stoffe, die im Allgemeinen als Hormone bezeichnet werden. Die wichtigsten Hormone, die mit unserer Einstellung zusammenhängen, sind: Adrenalin, Noradrenalin, Beta-Endorphin und Enkephalin.

Wenn man sich aufregt oder gestresst ist, wird im Gehirn Noradrenalin ausgeschüttet. Bei Angstgefühlen wird Adrenalin freigesetzt. Hormone wirken als Botenstoffe auf zellulärer Ebene; das heißt, sie übermitteln die Befehle des Gehirns an die einzelnen Zellen. Wenn zum Beispiel die Botschaft »Zorn« übertragen wird, reagiert der Körper mit Anspannung und Aktivität. Deshalb handelt es sich hier um Substanzen, die einerseits zum (Über-)Leben notwendig, andererseits aber hochgiftig sind.

Wenn man ständig in Wut gerät und unter starkem Stress steht, kann das dazu führen, dass man durch die

Toxizität von Noradrenalin krank wird, schneller altert und vorzeitig stirbt. Wenn man dagegen immer lächelt und alles positiv aufnimmt, werden günstig wirkende Hormone ausgeschüttet, welche die Gehirnzellen aktivieren und den Körper gesund machen. Diese Art von Hormonen erhält uns jung, bekämpft Krebszellen und hebt unsere Stimmung. Wenn Sie froh und gesund leben und ein hohes Alter erreichen wollen, ohne von Krebs oder Zivilisationskrankheiten befallen zu werden, sollten Sie Ihr Leben so führen, dass solche guten Hormone ausgeschüttet werden.

Für Hormone, die uns froh und glücklich machen, habe ich die Bezeichnung Gehirnmorphine gewählt, weil sie in ihrer chemischen Struktur den betäubend wirkenden Morphinen ähnlich sind. Während bei Betäubungsmorphinen das Risiko der Abhängigkeit und der Nebenwirkungen besteht, braucht man sich bei den Glückshormonen in dieser Hinsicht keine Sorgen zu machen.

Insgesamt sind etwa zwanzig verschiedene Glückshormone bekannt. Obwohl sie auf unterschiedliche Weise wirken, ist ihr pharmakologischer Effekt doch ähnlich. Unter den zahlreichen Glückshormonen ist Beta-Endorphin das Glückshormon mit der stärksten Wirkung, die ohne Weiteres fünf- bis sechsmal höher als die von Betäubungsmitteln ist. Was hat es zu bedeuten, dass in unserem Gehirn eine derartig wirksame Glückssubstanz gebildet wird? Ich bin sicher, dass die Natur uns damit auffordern will: »Lebt glücklich!«

Auf der anderen Seite haben die Menschen auch schlechte Gedanken, die sie letztlich in die Tat umsetzen. So denken sich manche Leute: »Ich will den Soundso zur Seite drängen, um davon zu profitieren.« Das tun sie vielleicht, um mehr Geld zu bekommen oder um Rang und Ruhm zu erwerben. Wenn sie ihr Ziel erreichen, sind diese Leute natürlich froh, und wenn sie froh sind, werden auch Glückshormone freigesetzt. Aus unerfindlichen Gründen scheint diese Freude allerdings nicht von langer Dauer zu sein, sondern wird meistens bald getrübt. Denn wenn solche Menschen nicht zum Wohl des Planeten oder ihrer Mitmenschen handeln, kann das dazu führen, dass andere Menschen ihnen ihren Erfolg nicht gönnen und ihnen Schaden zufügen. Es kann sich aber auch so verhalten, dass ihr Gehirn selbst sie dem Untergang zuführt. Das mag daran liegen, dass der Himmel solche Menschen bevorzugt, deren Lebensweise seinen Idealen entspricht, während Menschen, die diesen Idealen nicht entsprechen, bestraft werden. Für mich erklärt sich das allerdings dadurch, dass dieser Mechanismus in unsere Gene einprogrammiert ist. Da in unserem Gehirn alles, einschließlich des Gedächtnisses unserer Vorfahren, gespeichert ist, ist dies nicht weiter verwunderlich.

»Businesskrieger« sterben früher

Um die Welt zu verbessern, hat die Menschheit sich verschiedene Religionen und philosophische Systeme ausgedacht. Allmählich nimmt auch die Zahl derjenigen zu, die die Idee der Koexistenz aller Lebewesen auf der Erde, einschließlich aller Wesen in der Natur, propagieren. Im Hinblick auf die zukünftige Entwicklung der Welt ist dies ein einzigartiger und faszinierender Gedanke.

Immer mehr bedeutende Persönlichkeiten in Japan und in der westlichen Welt benutzen den Begriff der Koexistenz in diesem Sinne. Ich selbst stimme dieser Idee uneingeschränkt zu. Als praktizierender Arzt ist es mein Wunsch, mithilfe medizinischer Behandlung etwas Nützliches für eine bessere Welt zu leisten. Natürlich tue ich das auch für mich selbst. Wenn man Dinge tut, die weder der Welt noch den Menschen von Nutzen sind, wird das Gehirn das Individuum auf den Weg des Untergangs führen.

Yukio Funai, ein bekannter japanischer Wirtschaftsberater, formuliert das so: »Im Universum wirkt der Wille des Schöpfers.« Und ist dieser Wille nicht in unsere Gene eingeprägt? In unserem Organismus scheint es einen Mechanismus zu geben, der dafür sorgt, dass diejenigen, die mit dem Willen des Himmels übereinstimmen, lange leben, während diejenigen, die ihm nicht folgen, dem Untergang geweiht sind.

Denn wenn wir mit Begeisterung an einer positiven Sache arbeiten, wird unser Gehirn tatsächlich aktiv und schüttet reichlich Dopamin aus, ein Hormon, das im Menschen den Tätigkeitsdrang weckt. Doch wenn dieses Hormon im Übermaß freigesetzt wird, verbraucht der Mensch viel Energie, und das kann dazu führen, dass er früher stirbt. Auch wenn es nicht zum vorzeitigen Tod kommt, drohen Probleme wie Schizophrenie oder Epilepsie. Die Freisetzung von extrem viel Dopamin kann zu Parkinsonscher Krankheit oder Demenz führen. Das zeigt, wie problematisch die exzessive Ausschüttung von Dopamin ist. Dass in früheren Zeiten viele Menschen, die als Genies galten, vorzeitig starben oder geisteskrank wurden, hängt meiner Meinung nach mit der übermäßigen Sekretion von Dopamin zusammen.

Unter den sogenannten Workaholics oder »Businesskriegern«, wie sie in Japan heißen, die wie besessen arbeiten, oder unter Managern und Unternehmern, die ihre Umsätze mit aller Gewalt steigern wollen, gibt es viele, bei denen zu viel Dopamin ausgeschüttet wird. Um als Manager oder Unternehmer Erfolg zu haben, muss man im Wettbewerb gewinnen. Zu diesem Zweck muss man seinen Kampfgeist voll einsetzen. Doch auch wenn man auf diese Weise erfolgreich ist, wird man schwerlich lange leben, wenn man seine Glückshormone nicht richtig nutzt. Als Beispiele für Persönlichkeiten solchen Kalibers in Japan möchte ich den früheren Premierminister Kakuei Tanaka (1918–1993) oder den Unternehmer

Kenji Osano nennen, die auf ihrem Gebiet viel geleistet haben und überaus erfolgreich waren. Wenn man jedoch den frühzeitigen Tod dieser beiden Männer unter dem Aspekt der Gehirnfunktion betrachtet, so mag er damit zusammenhängen, dass sie ihre Glückshormone nicht richtig nutzten.

Um Hervorragendes und Großes leisten zu können, braucht man die entsprechende Energie. Wem es an Energie mangelt, der kann nichts Großes vollbringen. Wenn man jedoch zu diesem Zweck den Energieumsatz allzu stark erhöht, ist mit Krankheit und vorzeitigem Tod zu rechnen. Aus diesem Dilemma gibt es jedoch einen fantastischen Ausweg – die Nutzung der Glückshormone. Wenn ständig Dopamin in Mengen ausgeschüttet wird, wird man wegen des damit verbundenen Energieverlusts ausgelaugt. Wenn stattdessen in solchen Bedarfssituationen zusätzlich Glückshormone freigesetzt werden, erzielt man mit sehr viel weniger Dopamin ähnliche Wirkungen wie mit der zehn- bis zwanzigfachen Menge an Dopamin allein. Das bedeutet, dass Glückshormone einen energiesteigernden Effekt mit einer Art Hebelwirkung haben können.

Unabhängig von einem überhöhten Energieumsatz hat ein Zuviel an Dopamin noch andere unangenehme Nebenwirkungen. Substanzen wie Dopamin oder Noradrenalin erzeugen auf jeden Fall große Mengen von aktivem Sauerstoff (freie Radikale). Bei Glückshormonen ist dies nicht der Fall. Die ideale Nutzung des Gehirns besteht darin, die Wirkung einer geringen Menge Dopamin mithilfe von Glückshormonen zu vervielfachen.

Von alters her besaßen hochrangige buddhistische Mönche in Japan die Gabe, auf einer hohen Ebene den Lauf der Welt zu durchschauen und die Menschen positiv zu beeinflussen. Unabhängig von der Epoche, in der sie lebten, haben sie alle ein hohes Alter erreicht. Wenn man ihre Lebens- und Denkweise untersucht, stößt man auf viele Dinge, die man am besten damit erklären kann, dass sie ihre Glückshormone optimal nutzten. Warum leben Menschen, die als erleuchtet gelten, im Allgemeinen so lange? Das ist den Glückshormonen zu verdanken. Bei solchen Personen kommt es nicht wie bei normalen Sterblichen zum Ausbruch von schweren Krankheiten, selbst wenn sie mit dem Aids-Virus infiziert wären, denn sie verfügen über starke Abwehr- und Selbstheilungskräfte.

Stress als Wurzel vieler Übel

Wenn man bei der Arbeit angespannt ist, sammelt sich unweigerlich Stress an, der wiederum zur Ursache von Krankheiten wird. Das gilt auch für Krebs. Es gibt ein berühmtes Experiment, bei dem die Entstehung von Krebs bei Mäusen untersucht wurde. Aus den dabei gewonnenen Daten ergab sich eindeutig, dass es von der Intensität des Stresses abhängt, wie viel Prozent der Versuchstiere an Krebs erkranken. Während bei zehn Prozent der Mäuse durch kanzerogene Substanzen Krebs ausgelöst wurde, stieg dieser Anteil auf fünfzig Prozent, wenn auch noch starker Stress hinzukam.

Auf Situationen, die ein normaler Mensch als Stress empfindet, wird ein erleuchteter Mensch nicht reagieren. Außerdem könnte er die Sekretion von Glückshormonen einsetzen. Durch entsprechende Glückshormone wird das Risiko, tatsächlich an Krebs zu erkranken, extrem verringert. Das gilt ebenso für andere Beschwerden.

Viele Zivilisationskrankheiten können als Stoffwechselstörungen bezeichnet werden. Vereinfacht gesagt entstehen sie, weil das Blut nicht mehr leicht fließt. Hier helfen die Glückshormone, denn sie sorgen für gute Durchblutung. Für Durchblutungsstörungen und Gefäßschäden gibt es im Großen und Ganzen nur zwei Gründe: Der erste Grund ist Stress. Wenn bei Stressgefühlen Noradrenalin ausgeschüttet wird, ziehen sich die Blutgefäße zusammen und die Durchblutung wird behindert. Zu diesen negativen mechanischen Veränderungen kommt hinzu, dass dabei in beträchtlichen Mengen aktiver Sauerstoff gebildet wird, die Gene geschädigt werden und alt machende Substanzen wie Lipidperoxide* entstehen.

---

* *Lipidperoxide* entstehen bei der Oxidation von mehrfach ungesättigten Fettsäuren durch aktiven Sauerstoff/freie Radikale. Dabei kommt es zu Gewebeschäden durch Veränderungen an der Zellmembran. Die Oxidation der Lipide steht auch in Verdacht, Gefäßkrankheiten, Diabetes und Krebs auszulösen.

Dadurch erhöht sich das Risiko, von Zivilisationskrankheiten befallen zu werden.

Der zweite Grund für Durchblutungsstörungen und Gefäßschäden ist Cholesterin oder Gefäßverengung durch Neutralfette (Triglyzeride). Eine solche mechanisch bedingte Gefäßverengung wird in vielen Fällen durch Stress verursacht. Deshalb kann man behaupten, dass fast alle Zivilisationskrankheiten durch Stress entstehen. Meiner Meinung nach zeigt sich auch in diesem Zusammenhang, dass ein Zustand der Erleuchtung, wie ihn buddhistische Mönche in alter Zeit erreicht haben, einen kraftvollen Schutz gegen Krankheiten bietet.

Im unserem Leben können wir Anspannung nicht vermeiden, auch wenn sie mal stärker, mal schwächer sein mag. Bei starkem Stress werden unweigerlich Hormone der Adrenalingruppe ausgeschüttet. Das ist von Nutzen, solange dies in der richtigen Menge geschieht. Wenn dabei jedoch bestimmte Grenzen überschritten werden, überwiegen die schädlichen Wirkungen, zu denen auch ein zu starkes Ansteigen des Blutdrucks gehört.

Wenn es zum Beispiel bei Schockzuständen um Leben und Tod geht, kann der Arzt dem Betroffenen ein Noradrenalinpräparat intravenös direkt in den Kreislauf injizieren. Dadurch geht der Blutdruck, der in einer solchen Situation kaum noch zu messen ist, mit einem Schlag nach oben. In einer Notlage kann man sich diese Eigenschaft des Noradrenalins zunutze machen. Gewöhnlich ist es aber nicht gut für die Gesundheit, den

Blutdruck zu erhöhen, denn wenn der Blutdruck steigt, fließt das Blut meist schlechter. Für die Gesundheit des Gehirns ist es notwendig, dass das Blut leichtflüssig ist, damit die Substanzen, die Sauerstoff und Energie befördern, zu jeder einzelnen Gehirnzelle transportiert werden. Schlechte Durchblutung bedeutet, dass die Versorgung der Zellen behindert wird. Deshalb verschlechtert sich der körperliche Zustand in dem Maße, wie der Blutdruck durch Gefäßverengung und -verstopfung steigt.

Wenn zum Beispiel nicht genug Sauerstoff vorhanden ist, werden unter anderem die Blutplättchen, ein Bestandteil des Blutes, zerstört. Dabei entstehen Blutklümpchen, die Blutgerinnsel verursachen können und die Verstopfung der Blutgefäße verschlimmern. Auch im Gehirn ist Gefäßverengung unerwünscht. Die Hauptursache für diesen unerwünschten Zustand ist Noradrenalin. Die Sekretion dieses Hormons wird von unserer inneren Haltung und unseren Gefühlen beeinflusst. Deshalb sollten wir uns darüber im Klaren sein, wie wichtig positives Denken für unser Wohlbefinden ist.

Wenn man in der Firma von seinem Chef getadelt wird, fühlt man sich natürlich schlecht. Wenn man bei der Arbeit Fehler macht, verliert man den Mut. Wenn man mit seiner Frau streitet, gerät man in Rage. Wenn man das schlechte Schulzeugnis seines Kindes sieht, bekommt man einen Schock. Das alles kann starken Stress verursachen. Solange man auf all diese Dinge mit negativen Gedanken reagiert, wird Noradrenalin ausgeschieden. Innerhalb eines Tages befinden wir uns im Allgemeinen 15 bis 16 Stunden im Wachzustand. Was passiert, wenn in diesem Zeitraum ständig diese Substanz freigesetzt wird? Das führt dazu, dass der Blutdruck immer weiter steigt und die Verstopfung der Blutgefäße voranschreitet. Das betrifft nicht allein das Gehirn, sondern alle inneren Organe, wird zur Ursache chronischer Krankheiten und beschleunigt den Alterungsprozess.

Was können wir in dieser Lage tun? Es bleibt uns nichts anderes übrig, als die Eigenschaften unseres Gehirns geschickt zu nutzen. Für alles, was in unserem Leben geschieht, gilt, dass einmal gemachte Erfahrungen im Gehirn gespeichert werden. Wenn sich die gleiche Erfahrung wiederholt, wird eine vergleichbare Erinnerung aus der Vergangenheit wachgerufen, auf die wir in ähnlicher Weise reagieren werden.

Da wird zum Beispiel ein Angestellter zu seinem Chef zitiert. Weil er früher schon einmal gescholten wurde, wird er denken: »Nun wird er mich wieder fertigmachen.« In dieser Situation kommt ihm wohl kaum der gegenteilige Gedanke: »Er wird mich loben.« Deshalb beginnt sein Herz allein wegen dieser Vorstellung schneller zu schlagen, obwohl in Wirklichkeit noch gar nichts passiert ist. Das Gehirn schüttet dabei auf einen Schlag reichlich Noradrenalin aus.

In solchen Situationen gibt es keinen anderen Ausweg, als sich zu bemühen, die Gedanken in die entgegengesetzte Richtung zu lenken. Also sollte dieser Angestellte zuerst einmal denken: »Diesmal werde ich gelobt.« In diesem Moment werden Glückshormone freigesetzt, welche die Folgen negativer Gedanken neutralisieren. Dadurch wird die Gefäßverengung rückgängig gemacht, und das Blut kann wieder gut fließen.

Auch wenn der Angestellte zu seinem Chef gehen und wieder gescholten werden sollte, ist es für ihn besser, die Sache positiv zu sehen und dem Chef dankbar zu sein, weil er das zum Wohl seiner Angestellten tut. Denn wäre man völlig nutzlos, würde man zwar ignoriert, aber nicht einmal getadelt werden. Auf jeden Fall sollten Sie sich gut merken, dass die Ausschüttung oder Nichtausschüttung der Glückshormone von unseren Gedanken und Gefühlen abhängt. Aus solchen einfachen Beispielen können wir erkennen, dass sich unsere Reaktion auf empfangene Reize unterscheidet, je nachdem, welche Wahrnehmungen oder Erinnerungen wir in der Vergangenheit in vergleichbaren Situationen hatten.

Wenn ich zum Beispiel Hundehalter und -freund bin, auf der Straße spazieren gehe und einen Hund erblicke, möchte ich mich dem Tier nähern und ihn freundlich begrüßen. In diesem Fall dominieren die positiven Glückshormone. Wenn ich dagegen früher einmal von einem Hund gebissen wurde, werde ich mit Vorsicht reagieren, und das sympathische Nervensystem wird mich in einen Zustand erhöhter Anspannung versetzen. Die Hypophyse (Hirnanhangdrüse) scheidet dann Stresshormone aus, die ihrerseits das Immunsystem beeinflussen.

Dadurch wird der Puls beschleunigt und die Pupillen werden geweitet. Um mehr Luft aufnehmen zu können, erweitert sich die Luftröhre. Blut fließt verstärkt zu den Muskeln, und um eine Angriffs- oder Fluchtreaktion vorzubereiten, wird eine große Menge von Adrenalinhormonen ins Blut abgegeben.

Bei einem identischen äußeren Reiz, nämlich dem Anblick eines Hundes, werden völlig verschiedene Hormone freigesetzt, je nachdem, welche Erinnerungen oder Erfahrungen man in der Vergangenheit mit Hunden gemacht hatte. Die eine Reaktion kann das genaue Gegenteil der anderen sein. Aber auch in diesem Fall sollten wir die Sache nicht einfach der Erinnerung überlassen. Die negative Reaktion verschwindet, wenn wir unserem Gehirn immer wieder ganz bewusst einprägen, dass jener Hund brav ist und bestimmt niemanden beißt.

Deshalb kommt es mehr darauf an, wie wir auf eine bestimmte Situation reagieren, als auf die Realität der aktuellen Situation selbst. In unserer Gehirnwelt sind die tatsächlichen äußeren Phänomene und Reize nicht so wichtig. Wenn wir ein unangenehmes Phänomen bewusst mit positiven Gedanken aufnehmen, können wir unsere Reaktion darauf so umprogrammieren, dass es für Körper und Geist angenehm wird.

Schäden durch aktiven Sauerstoff verhindern

Alle Menschen wollen gesund bleiben und lange leben. Außerdem haben alle verschiedene Wünsche, die sie erfüllt haben möchten. Aber allzu oft schlagen unsere Hoffnung und das Verlangen, gesund zu bleiben und lange zu leben, in ihr Gegenteil um.

Wenn ein Liebhaber alkoholischer Getränke in guter Stimmung in Maßen trinkt, werden Glückshormone freigesetzt. Doch immer nur in Maßen zu trinken genügt manchen Menschen nicht. Es versteht sich von selbst, dass es dem Körper schadet, zu viel Alkohol zu sich zu nehmen.

Beim Rauchen ist es nicht anders. Zurzeit setzt sich in der ganzen Welt das Rauchverbot immer mehr durch. Wenn jedoch ein Tabakfreund mit einem Gefühl der Erleichterung eine Zigarette raucht, wird Beta-Endorphin freigesetzt. Es sorgt nicht nur dafür, dass wir uns gut fühlen, sondern es bremst auch die Alterung und vernichtet Krebszellen. Also kann man nicht behaupten, dass das Rauchen gänzlich schlecht sei. Natürlich wäre es unsinnig, daraus zu folgern, dass es für einen Zigarettenliebhaber gesund wäre, täglich ein paar Dutzend Glimmstängel zu qualmen. Wie aus der Tabelle 1 zu ersehen ist, ist die Mortalitätsrate von Rauchern, die schon früh mit dem Rauchen anfingen, ungefähr doppelt so hoch wie die von Nichtrauchern.

Tab. 1: Mortalitätsrate von Rauchern nach Altersstufen und Zigarettenkonsum

Altersstufen bei Beginn des Rauchens	Zahl der Zigaretten pro Tag				Durchschnittl. Mortalitätsrate
	1–9	10–20	21–39	40 und mehr	
bis 15 Jahre	1,79*	2,23	2,29	2,35	2,17
15–19 Jahre	1,75	1,83	2,01	2,83	2,10
20–24 Jahre	1,25	1,52	1,62	1,93	1,58
über 25 Jahre	1,03	1,36	1,45	1,56	1,35

* Mortalitätsrate (Nichtraucher = 1)

Zum Thema Sex lässt sich dasselbe sagen. Gelegentlich hört man die These, die Lustgefühle beim Sex seien gut für die Intelligenz. Doch auch hier kann man nicht sagen, dass diese in Japan populäre Ansicht wissenschaftlich zutreffend sei. Doch weil die Entstehung von Glücksgefühlen auf die Wirkung der Glückshormone zurückzuführen ist, ist das positiv für unsere Jugendlichkeit und Gesundheit.

Das Problem dabei sind jedoch die Nebenwirkungen. Wenn man sexuelle Aktivität von der sportlichen Leistung her betrachtet, ist sie für ältere Menschen eigentlich lebensgefährlich, denn sie fällt in die Kategorie des Leistungssports. Wenn man anstrengenden Sport treibt, bildet sich reichlich aktiver Sauerstoff. Da es für den Körper nichts Schlechteres gibt, sollte man sich im Alter vor übertriebenem Sex hüten.

Beim aktiven Sauerstoff handelt es sich um eine auf

molekularer Ebene aktivierte Form des Sauerstoffs, den wir gewöhnlich mit der Atemluft aufnehmen. Man kann durchaus sagen, dass er eine Hauptursache aller Krankheiten und der Alterung ist. Unter welchen Bedingungen wird nun am meisten aktiver Sauerstoff aufgenommen?

In erster Linie konzentriert sich aktiver Sauerstoff im Blut, wenn der Blutkreislauf schlecht funktioniert. Genauer gesagt, unmittelbar nach einer Behinderung der Durchblutung, einem Stau in einem Blutgefäß, sammelt sich in dem Moment, in dem das Blut wieder richtig zu fließen beginnt (Reperfusion), schlagartig viel Sauerstoff. Dabei kann dieser das Endothelium (die innere Zellschicht der Gefäßwände), Gewebe und Gene beschädigen.

Folglich ist es wichtig, für eine konstante Blutmenge und ein gleichmäßiges Fließen des Blutes zu sorgen. Wenn die Innenhaut der Blutgefäße beschädigt wird, kommt es zu Entzündungen; wenn die Gene beschädigt werden, erhöht sich das Krebsrisiko. Ferner verbinden sich Fette und aktiver Sauerstoff zu Schadstoffen, die den Körper schneller altern lassen. Aber aktiver Sauerstoff hat auch eine nützliche Funktion, denn er dient dem Organismus sozusagen als Waffe, mit der eingedrungene Bakterien beseitigt werden. Das heißt, er ist ein Teil des menschlichen Immunsystems.

Probleme gibt es nur dann, wenn wir zu viel davon haben. Im Normalfall reicht das körpereigene Entgiftungsenzym Superoxiddismutase (SOD), um dieses Sauerstoffgift zu neutralisieren. Wenn der Organismus also optimal funktioniert, halten sich die Schäden durch aktiven Sauerstoff in Grenzen. In der Wachstumsphase, bis zum Alter von etwa 25 Jahren, braucht man sich kaum Sorgen zu machen, weil der Körper reichlich SOD produziert. Aber vom mittleren Lebensalter an lässt die Produktion von SOD nach. Dann nehmen die Schäden durch aktiven Sauerstoff allmählich zu, und das hat Auswirkungen auf den Alterungsprozess und das Risiko von Zivilisationskrankheiten.

Außerdem wird die Konzentration von aktivem Sauerstoff gesteigert, wenn Noradrenalin oder Adrenalin ausgeschüttet werden. Wenn man also sein Gehirn jung erhalten möchte, ist es wichtig, die Sekretion dieser Hormone möglichst niedrig zu halten. In jüngster Zeit hat man in wissenschaftlichen Studien festgestellt, dass die Schäden durch aktiven Sauerstoff bzw. freie Radikale sich in Grenzen halten, wenn die Gehirnzellen jung bleiben. Schäden durch aktiven Sauerstoff lassen sich fast ganz vermeiden, indem man alles positiv aufnimmt und schädliche Verhaltensweisen vermeidet.

Keine Schuldgefühle bei Alkohol und Zigaretten

Wenn man auf einer völlig leeren Autobahn fährt, muss man nicht unbedingt ein Raser sein, um einmal ordentlich Gas geben zu wollen. Wenn dann weder vorne noch hinten ein anderes Fahrzeug zu sehen ist, tritt man voll aufs Gaspedal, doch plötzlich wird man von einem getarnten Polizeifahrzeug geblitzt. Diese Erfahrung haben schon viele Autofahrer gemacht.

Warum fängt man überhaupt an zu rasen, obwohl man genau weiß, dass es verboten ist? Weil man dabei eben ein gutes Gefühl hat. Denn wenn wir Vollgas geben und ordentlich beschleunigen, wird Beta-Endorphin ausgeschüttet. Das ist zwar ein negatives Beispiel, das ich keinesfalls zur Nachahmung empfehle, das aber zeigt, wie wir unser Gehirn in anderen Fällen geschickt nutzen können. Deshalb ist es vor allem so wichtig, sich folgende Tatsache gut einzuprägen: »Der Mensch strebt sein ganzes Leben nach Glücksgefühlen.«

Jeder von uns weiß, dass Rauchen schlecht für die Gesundheit ist. Trotzdem können die Raucher nicht damit aufhören, denn für sie ist das Rauchen mit Glücksgefühlen verbunden. Ähnlich ist es mit dem Trinken: Auch wenn sie noch keinen Schluck Alkohol getrunken haben, genügt bei Leuten, die den Alkohol lieben, nach Feierabend der Anblick einer Kneipe, um die Sekretion von Glückshormonen auszulösen. Wenn sich eine solche Gewohnheit verfestigt hat, ist es ziemlich schwer, mit dem Trinken aufzuhören.

Eines meiner medizinischen Spezialgebiete ist die Leber; das heißt, ich habe oft mit Alkoholikern zu tun. Aber auch wenn ich ihnen die schädlichen Folgen des

Alkoholkonsums noch so oft erkläre, hat das fast keine Wirkung. Und wenn ich ihnen in aller Offenheit sage: »Wenn Sie weiter so saufen, müssen Sie sterben«, antworten sie: »Wenn ich nur meinen geliebten Alkohol trinken kann, bin ich zufrieden, auch wenn ich deshalb früher sterben muss.« Was soll man da noch sagen? Wenn man zu viele leckere Sachen verzehrt, wird man dick, und das Risiko von Zivilisationskrankheiten steigt dramatisch. Trotzdem gibt es in der Welt genügend Schlemmer, die sich den Bauch mit gutem Essen vollschlagen. Die Tatsache, dass solche Menschen wider besseres Wissen nicht von ihren Lastern lassen können, ist fast ausschließlich auf die Wirkung der Glückshormone zurückzuführen.

Auch bei dem angeblich so hoch entwickelten Menschen kann man oft instinktive Verhaltensweisen beobachten, die sich nicht von tierischem Verhalten unterscheiden. Was sind nun die fundamentalen Triebe, die unser Verhalten bestimmen? Der amerikanische Psychologe Abraham Harold Maslow (1908–1970) hat sie mit dem Ausdruck die *Five F* treffend formuliert. Dabei handelt es sich um die folgenden fünf (englischen) Begriffe, die alle mit dem Buchstaben F beginnen: *Fucking* (Ficken), *Feeding* (Füttern/Futtern), *Flocking* (Herden bilden), *Fighting* (Fechten/Kämpfen) und *Fleeing* (Fliehen). Diese fünf Grundtriebe gelten für Maslow als instinktive Verhaltensweisen; sie werden als primitive Impulse betrachtet, gegen die mit Vernunft wenig auszurichten ist. In jüngster Zeit hat die Wissenschaft den Nachweis erbracht, dass es sich bei allen fünf um Verhaltensweisen handelt, bei denen Glückshormone freigesetzt werden und man sich gut fühlt.

Niemand wird leugnen, dass gutes Essen und sexuelle Aktivität Glücksgefühle hervorrufen. Das gilt auch für den Herdentrieb als ein Phänomen, das bei vielen Tieren zu beobachten ist. *Fighting* bedeutet Angriff oder Unterwerfung des Gegners. Dass dies mit Glücksgefühlen verbunden ist, dürfte leicht zu begreifen sein, wenn man sich ins Gedächtnis ruft, dass die Geschichte der Menschheit eine Geschichte von Konflikten war. Denn die Tatsache, dass man unermüdlich und unablässig Kriege führte und sich an den errungenen Siegen erfreute, beweist zur Genüge, dass ein solches Verhalten auf fundamentaler Ebene Glücksgefühle mit sich brachte.

Beim letzten der *Five F, Fleeing,* dem Fluchttrieb, fragen wir uns vielleicht, warum dieses Verhalten mit Glücksgefühlen verbunden sein sollte. Doch wenn die Flucht geglückt ist und wir unsere Haut retten konnten, freut sich unser Gehirn bestimmt und setzt die entsprechenden Glückshormone frei.

Das sind also Maslows berühmte *Five F.* Auf der Stufe des Urhirns (Reptilienhirns) haben wir alle solche instinktiven Bedürfnisse. Wenn man sie negieren würde, könnten wir letztlich nicht überleben. Deshalb liegt es mir fern, die *Five F* zu leugnen. Wenn jemand gern raucht oder trinkt, dann soll er es eben tun. In beiden Fällen ist es natürlich schlecht, bestimmte Grenzen zu überschreiten, aber es besteht keine Notwendigkeit, lieb gewordene Gewohnheiten mit Gewalt zu unterdrücken.

Außer den einzuhaltenden Grenzwerten gibt es noch einen zweiten Punkt, den Sie dabei unbedingt beachten sollten: Sie sollten dabei keine Schuldgefühle haben. Die Inhaltsstoffe in Zigaretten sind gewiss toxisch, das größte Problem beim Rauchen ist aber die Bildung von aktivem Sauerstoff. Diese toxische Substanz ist ein Hauptverursacher von Krankheit und Alterung. Beim Rauchen wird im Körper aktiver Sauerstoff gebildet. Also lässt sich nicht leugnen, dass Rauchen schlecht für die Gesundheit ist. Aber die eine Zigarette, die sich ein Raucher nach einer Mahlzeit anzündet, ist ein probates Mittel, um die Sekretion von Glückshormonen anzuregen. Auch alkoholische Getränke, mit Sinn und Verstand genossen, sind »besser als hundert Pillen«, wie es in einem japanischen Sprichwort heißt.

Erst wenn man beim Rauchen oder Trinken denkt, es sei etwas Schlechtes, und Schuldgefühle entwickelt, gehen diese positiven Wirkungen verloren, und dann zeigen sich ausschließlich negative Effekte. Wenn man in Maßen und mit Genuss raucht oder trinkt, werden Glückshormone freigesetzt. Wenn man dabei jedoch negative Gedanken hegt, wie zum Beispiel: »Ach, nun habe ich schon wieder eine geraucht. Ob ich bald Lungenkrebs bekomme?« oder »Jetzt habe ich schon wieder zu viel getrunken. Langsam werde ich zum Alkoholiker!«

oder »Jetzt wird meine Leber schon wieder geschädigt«, dann werden wahrscheinlich Hormone produziert, die uns krank machen.

Wenn man eine Liebesbeziehung mit negativen Gedanken angeht, wie »Ob ich wohl einen Korb bekomme?«, wird das oft genug zu diesem Ergebnis führen, weil dann eine Art »Hormon der unerwiderten Liebe« freigesetzt wird. Es kann nicht als kluge Nutzung des Gehirns bezeichnet werden, wenn man etwas unternehmen will und sich dabei von Schuldgefühlen, Sorgen und Unsicherheit leiten lässt.

Maslows Bedürfnispyramide und die Gehirntätigkeit

Ich bin davon überzeugt, dass man Maslows *Five F* nicht negieren kann, weil wir ohne diese fünf Formen instinktiven Verhaltens nicht überleben würden. Denn ein großer Teil der Gehirnfunktion steht in enger Beziehung zu den *Five F*.

An dieser Stelle möchte ein paar einfache Dinge über das menschliche Gehirn erklären. Das menschliche Gehirn besteht aus drei evolutionären Schichten *(s. Abb. 1)*. Die erste ist das sogenannte Urhirn oder Reptilienhirn, das die *Five F* steuert. Dieses umfasst vier Teile: Pons (Brücke), Medulla oblongata, Hypothalamus und Thalamus. Das *Urhirn* wird umhüllt vom limbischen System (dem älteren Säugetierhirn). Die oberste Schicht unse-

Abb. 1: Struktur des menschlichen Gehirns

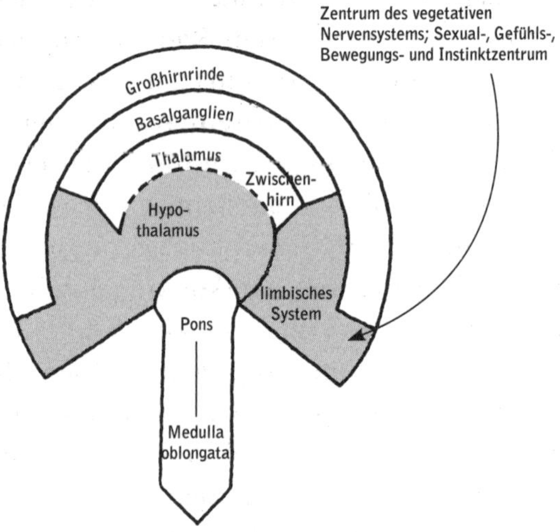

res Gehirns wird von der Großhirnrinde (dem jüngeren Säugetierhirn) gebildet.

Der Mensch rühmt sich gern seines überlegenen Ranges unter den Primaten und allen Lebewesen, weil bei ihm die Großhirnrinde so hoch entwickelt ist. Wenn man jedoch die Gehirnfunktionen insgesamt betrachtet, ist es falsch, ausschließlich diesem Teil des Gehirns einen so übertriebenen Wert beizumessen. Sosehr wir auch die Großhirnrinde einsetzen mögen, wir könnten damit allein nicht viel leisten, und die Freuden des Lebens würden eher dürftig ausfallen.

Wenn es um die Unterschiede der Gehirnfunktionen

geht, richtet der Mensch sein Augenmerk gern auf die ihm eigene Großhirnrinde. Doch die erhabene Intelligenz des Menschen, sein Rang als »denkendes Schilfrohr«, macht im Verhältnis zur gesamten Gehirnfunktion höchstens fünf Prozent aus. Bei den restlichen 95 Prozent geht es im Kern um die Befriedung der sogenannten instinktiven Bedürfnisse: »Was soll ich essen?« – »Wie kann ich ihn/sie für mich gewinnen?« – »Wie kann ich mich gegen die Konkurrenz durchsetzen?« Darin zeigt sich das ursprüngliche Wesen des Menschen.

Das Verhalten der Reptilien wird ausschließlich vom Urhirn gesteuert. Wenn sie etwas als Beute ausmachen, stürzen sie sich darauf. Wenn ein männliches Exemplar ein weibliches Exemplar seiner Spezies sichtet, beginnen sie sich zu paaren. Das spielt sich fast ausschließlich im Bereich der bedingten Reflexe ab. Auch der Mensch verfügt über diese Form von Gehirn.

Bei den Säugetieren ist das Gehirn etwas besser entwickelt; ihnen steht das als »limbisches System« bezeichnete tierische Gehirn zur Verfügung. Wenn wir allerdings die Welt von Hunden und Katzen betrachten, können wir erkennen, dass sich ihr Aktionsradius auf relativ einfache Aufgaben beschränkt, wie zum Beispiel, ihrem Besitzer zu folgen, an ihren Platz zurückzukehren oder auf das Rufen des Namens zu reagieren. Mensch und Tier sind himmelweit verschieden, und zweifellos ist es der Großhirnrinde zu verdanken, dass der Mensch zum Menschen geworden ist. Betrachtet man jedoch die Gehirnfunktion und die Bedürfnisse des Menschen insgesamt, kann man sich leicht täuschen, wenn man weder das Reptilienhirn noch das limbische System einkalkuliert.

Damit kommen wir zu der Frage, welche Bedürfnisse den Menschen wirklich motivieren. Ist er ein Wesen, das sich nicht sonderlich von anderen Tieren unterscheidet, solange es um das Streben nach Lust geht? Oder muss sich der Mensch für seine »reptilischen Bedürfnisse« schämen? Der im letzten Abschnitt erwähnte Maslow hat in seiner Theorie der fünf Bedürfnisstufen auf verständliche Weise erläutert, was die fundamentalen Bedürfnisse des Menschen sind. Im Folgenden wollen wir uns auf dieser Grundlage etwas näher mit den menschlichen Bedürfnissen befassen. Nach Maslow lässt sich die Gesamtheit dieser Bedürfnisse in fünf Kategorien einteilen (die Maslowsche Bedürfnispyramide):

1. physiologische Grundbedürfnisse;
2. Sicherheit;
3. soziale Beziehungen (Zugehörigkeit und Liebe);
4. soziale Anerkennung (Wertschätzung);
5. Selbstverwirklichung (Transzendenz).

Diese fünf Bedürfniskategorien sind allerdings als Pyramide zu betrachten, auf der man von einer niedrigeren Stufe zur nächsthöheren aufsteigt. Dabei stehen die körperlichen Grundbedürfnisse an erster und unterster Stelle. Dazu gehören in erster Linie Atmung, Wärme,

Trinken, Essen, Schlaf und Sexualität, die man gewöhnlich als Instinkte, Triebe oder Begierden bezeichnet. Um uns am Leben zu erhalten, müssen sie unbedingt befriedigt werden. Als Ursprungsort dieser Triebe gilt das Reptilienhirn.

Wenn diese physiologischen Grundbedürfnisse erfüllt sind, zeigt sich auf der nächsten Stufe das Verlangen nach Sicherheit. Wenn der Bauch leer ist, sucht man nach etwas Essbarem, ohne sich um Schande oder Skandal zu kümmern, und es ist einem ziemlich gleichgültig, ob man sich dabei in Gefahr begibt. Doch wenn man sein Ziel erreicht hat, beginnt man allmählich, an die eigene Sicherheit zu denken.

Wenn die erste und zweite Art von Bedürfnis befriedigt sind, geht es auf der nächsten Stufe um die sozialen Beziehungen. Dabei handelt es sich um das Bedürfnis des Einzelwesens, als Mitglied einer Gemeinschaft zu leben, was man auch als Verlangen nach sozialer Zugehörigkeit bezeichnen kann. Zu dieser Verhaltenskategorie ist auch die Liebe zu rechnen, denn sie bedarf eines Objekts und basiert auf den sozialen Beziehungen.

Nun sind drei Ziele erreicht: Der leere Magen ist gefüllt, die Sicherheit ist garantiert, und als Mitglied der Gesellschaft kann man sich einer Gruppe zurechnen. Doch für Maslow ist der Mensch mit dem Erreichen der ersten drei Stufen keineswegs zufrieden. Das nächste Bedürfnis ist das Verlangen nach sozialer Anerkennung und Wertschätzung.

Dabei geht es um die Anerkennung durch andere Menschen, die auch mit Selbstachtung zusammenhängt. Dazu gehört zum Beispiel das Selbstvertrauen, anderen überlegen zu sein, der feste Glaube an die eigenen Fähigkeiten, die konkreten Resultate eigener Leistungen und die Bestätigung der Selbstständigkeit. Dahinter stehen das Verlangen, durch solche Dinge den eigenen Stolz zu befriedigen, und der Wunsch nach Anerkennung dieser Leistungen durch andere Menschen.

Als Beweis der öffentlichen Anerkennung werden Orden, Titel, Ruhm und Ruf zu konkreten Inhalten dieses Verlangens. Der Mensch ist jedoch mit solchen Formen der sozialen Anerkennung nicht zufrieden; daneben treibt ihn sicher auch die Hoffnung, echte Wertschätzung von anderen zu erlangen.

Wenn der Mensch bis an diesen Punkt gelangt ist, hat er sich zwar ziemlich hoch entwickelt, ist aber trotzdem noch nicht am Ziel. Hier kommt das fünfte und letzte Bedürfnis ins Spiel, die Selbstverwirklichung. Der Mensch, der es bis zur vierten Stufe geschafft hat, »hegt den Wunsch, seine Möglichkeiten bis zur höchsten Daseinsstufe auszuschöpfen« (Maslow). Dies bezeichnet Maslow als Bedürfnis nach Selbstverwirklichung oder Transzendenz, einen Geisteszustand, der zur Sphäre des Göttlichen führt.

Diese Sphäre hat wohl auch Konfuzius mit seinem berühmten Satz gemeint: »Mit siebzig folgte ich den Regungen des Herzens, ohne die Ordnung des Himmels zu verletzen.«* Das bedeutet, dass die Grenzen zwischen den anderen und dem Selbst verschwinden und man in seinem Tun unmittelbar den Befehlen des Herzens folgt. Wenn man sein Tun dann prüft, erkennt man, dass es zum Wohl der Menschen und zum Wohl der Welt geschah.

Diese fünfstufige Bedürfnispyramide bis zur Selbstverwirklichung umfasst nach Maslow die wesentlichen Bedürfnisse des Menschen. Nach Maslows Theorie äußert sich immer das nächste Verlangen, sobald das vorhergehende bis zu einem gewissen Grad befriedigt ist: Wenn das erste Bedürfnis erfüllt ist, geht es zum zweiten; wenn das zweite erfüllt ist, geht es zum dritten und so weiter. Es dürfte für Sie interessant sein, sich einmal zu überlegen, auf welcher Stufe der Maslowschen Pyramide Sie selbst jetzt stehen.

Seine bekannte Theorie hat Maslow schon vor etwa fünfzig Jahren aufgestellt. Ich habe Maslows Thesen hier vor allem deshalb aufgegriffen, weil in jüngster Zeit nachgewiesen werden konnte, dass Gehirnfunktion und Bedürfnistheorie erstaunlich gut übereinstimmen. Zu der Zeit, als Maslow seine Theorie entwickelte, waren die Gehirnfunktionen noch weitgehend unerforscht. Vom

---

* Berühmte Lebensweisheit des Konfuzius aus seinem Hauptwerk, dem Lunyu 2.4: »Als ich fünfzehn war, war mein ganzer Wille auf das Lernen gerichtet. Mit dreißig stand ich fest im Leben. Mit vierzig war ich nicht mehr verwirrt. Mit fünfzig hatte ich den Willen des Himmels erkannt. Mit sechzig klang meinem Ohr alles angenehm. Mit siebzig folgte ich den Regungen des Herzens, ohne die Ordnung des Himmels zu verletzen.«

heutigen Kenntnisstand aus betrachtet eignet sich Maslows Theorie hervorragend, um die fundamentalen Bedürfnisse des Menschen aus Sicht der Gehirnphysiologie zu verstehen.

Je höher die Stufe, desto stärker die Glücksgefühle

Wenn man diese Erkenntnisse allerdings auf den normalen Menschen anwendet, ist keineswegs zu erwarten, dass alle bis zur fünften Bedürfnisstufe gelangen. Die Zahl der Menschen, die das Ziel der Selbstverwirklichung erreichen, ist eher begrenzt, während es doch fast alle bis zur dritten Stufe – Zugehörigkeit und Liebe – schaffen. Doch dann bleiben die meisten auf dieser Stufe oder auf der nächsthöheren, dem Streben nach Anerkennung, stehen.

Was vor allem lehren uns die Glückshormone über die Gehirnfunktion? Implizit fordern sie den Menschen dazu auf, die fünfte Stufe anzustreben und sich um das Ziel der Selbstverwirklichung zu bemühen. Für Menschen, die ihr Gehirn geschickt und umfassend nutzen wollen, geht es im Folgenden um diesen wichtigen Punkt. In gewisser Weise entspricht die Stufe der Selbstverwirklichung der Sphäre der Erleuchtung. Es mag viele Menschen geben, die davor zurückschrecken und sich denken: »Das ist mir zu hoch«, oder »So ein erhabenes Wesen brauche ich nicht zu werden.« Diese Befürchtungen sind aber unnötig, denn es gibt für den Menschen keine höhere Freude, als mit diesem Streben zu leben. Die Glückshormone zeigen uns, dass dies der Schlüssel zu unerschöpflichem und unübertrefflichem höchstem Glück im Leben ist.

Nach meiner Ansicht dürften bisher viele Leute einem Missverständnis erlegen sein, weil sie die verschiedenen Bedürfnisse als gleichrangig aufgefasst haben. Der Mensch hat ein Nahrungsbedürfnis. Er hat einen Sexualtrieb. Er hat ein Verlangen nach Macht. Er hat Ruhmsucht. Und er hat das erhabene Streben, sich für andere Menschen einzusetzen und sich selbst in vollkommener Weise zu entfalten. Aber in Wirklichkeit scheinen bei vielen die niederen Bedürfnisse zu dominieren.

Natürlich ist es erstrebenswert, das Selbst, dessen niedere Bedürfnisse erfüllt sind, auf höhere Bedürfnisstufen zu führen. Doch die Gefühle der Befriedigung, der Erfüllung und damit auch des Glücks sind auf den niederen Stufen scheinbar stärker. Deshalb fällt es auch so schwer, den Schritt darüber hinaus zu tun. Wenn der Mensch aber in seinem Streben nachlässt, wird er auf immer tiefere Stufen absinken.

Aus der Erforschung der Glückshormone ist allmählich klar geworden, dass die früher weit verbreitete Auffassung von der Gleichrangigkeit der Bedürfnisse nicht zutreffend ist. Der Mensch wählt nicht aus einer gleichwertigen Reihe von Bedürfnissen aus. Wie Maslow lehrt, bilden die Bedürfnisse eine Pyramide; dazu kommt als wichtige neue Erkenntnis, dass die durch Glückshormone hervorgerufenen Glücksgefühle umso stärker sind, je höher sie angesiedelt sind. Wer die höheren Sphären erreicht, wird nur selten krank und hat beste Aussichten, ein langes Leben im Gefühl höchsten Glücks zu genießen. Die Erforschung der Glückshormone hat ergeben, dass der Mensch jung und vital bleiben und frei von Beschwerden leben kann, wenn er sein Leben richtig führt und sich zum Wohl des Ganzen einsetzt.

Dies lässt sich auch auf materieller und physiologischer Ebene begründen. Der Mensch hat in seinem Stoffwechselsystem einen ausgleichenden Regulationsmechanismus, der als »Homöostase« bezeichnet wird. So schrumpfen zum Beispiel die Poren der Haut bei Kälte zusammen, um den Verlust von Körperwärme zu verhindern. Bei Hitze öffnen sie sich und sondern Schweiß ab, um das Ansteigen der Körpertemperatur zu bremsen. Der Mechanismus der Homöostase wirkt im gesamten Organismus. Er funktioniert auch bei den Hormonen: Wenn Noradrenalin oder Adrenalin ausgeschüttet werden, wird auf jeden Fall auch Serotonin freigesetzt, um die Wirkung der beiden Stresshormone zu hemmen. Diese Reaktion wird als »negatives Feedback« oder »hemmende Rückkopplung« bezeichnet. Der menschliche Körper besitzt also einen Mechanismus, der ähnlich wie ein elektrischer Thermostat wirkt und mögliche Überfunktionen verhindert.

Abb. 2: Funktionen der Großhirnrinde

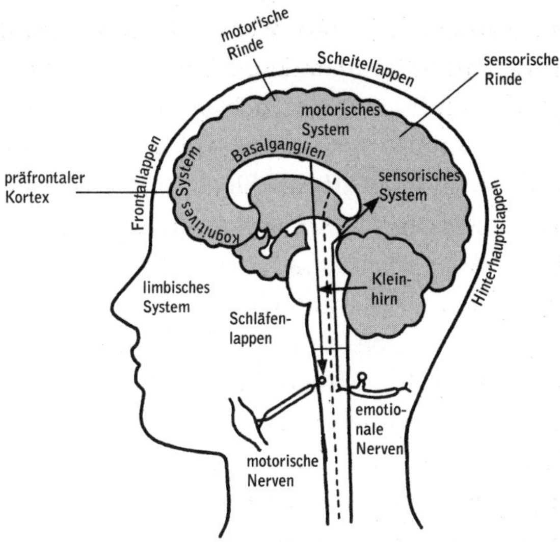

Um die Wirkung der Glückshormone zu bremsen, gibt es einen hemmenden Botenstoff namens GABA (Gammaaminobuttersäure). Doch ist hier ein eigenartiges Ausnahmephänomen zu beobachten: Warum kommt es ausgerechnet dann nicht zu einem negativen Feedback, wenn der am höchsten entwickelte Gehirnteil, der Stirnlappen, durch irgendwelche Reize zur Sekretion von Glückshormonen angeregt wird *(s. Abb. 2)*? Wie ist es zu erklären, dass hemmende Substanzen, die sonst automatisch ausgeschüttet werden, nur dann nicht freigesetzt werden, wenn dieser höchstentwickelte Teil unseres Gehirns aktiv ist? Den Grund dafür verstehen wir zurzeit leider nicht, oder wie manche sagen: »Wir haben ihn nur noch nicht gefunden.« Wenn der Mensch also seinen fortgeschrittensten Gehirnteil nutzt und damit in Aktion tritt, kann ungehindert Beta-Endorphin ausgeschieden werden. Für mich scheint dieses Phänomen eine Art Botschaft des Himmels an uns Menschen zu enthalten: »Strebt nach einer solchen Welt!«

Dagegen gibt es das bei Bedürfnissen wie Sexualtrieb oder Hunger nicht. Wenn der Hunger nicht befriedigt wird, wird er zu einem unwiderstehlichen Bedürfnis. Doch wenn der Bauch dann gut gefüllt ist, wird einem der Anblick von noch so vielen Lieblingsspeisen zuwider. Auch der Sexualtrieb ist ein starkes Bedürfnis, aber wenn er einmal befriedigt ist, ist für eine Weile Ruhe.

Wenn man gierig nach der Befriedigung niedriger Bedürfnisse strebt, ist ihre Erfüllung dadurch gekennzeichnet, dass dabei Nebenwirkungen auftreten. Völlerei führt zu Fettsucht und Zivilisationskrankheiten. Übertriebene sexuelle Aktivität führt unter anderem zur Bildung von aktivem Sauerstoff, durch den das Leben verkürzt wird. Unsere lebenserhaltenden Triebe sind stark, aber wenn man ihnen hemmungslos frönt, treten unweigerlich negative Wirkungen auf. Die Funktion des negativen Feedbacks dürfte sich entwickelt haben, um solche unerwünschten Erscheinungen zu unterdrücken.

Wenn der Mensch aber beschließt, seinen edelsten Gehirnbereich zum Wohl der Welt und der Menschen einzusetzen, gibt es offensichtlich nichts, was ihn dabei aufhalten könnte. Im Gegenteil, das Gehirn funktioniert nicht nur ungehemmt, sondern scheidet auch noch reichlich Glückshormone aus, die uns einen Zustand höchsten Glücks bescheren. Auch darin wird für mich wieder so etwas wie der Wille des Himmels spürbar.

Maslow hat dafür den Ausdruck »Gipfelerfahrung« geprägt. Im Hinblick auf unsere Gehirnsubstanzen lässt sich das als Zustand bezeichnen, in dem eine unversiegbare Quelle von Beta-Endorphin sprudelt. Wenn wir unser Gehirn richtig nutzen, können wir alle diesen Zustand erreichen.

Was zum Heilmittel und was zum Gift wird

Ob man auf irgendeinen äußeren Reiz mit »Nein, auf keinen Fall!« oder »Ja, gut!« reagiert, spielt sich lediglich auf der abstrakten Ebene des Denkens ab. Deshalb neigt man zu der Annahme, dass das nicht mit negativen Folgen verbunden sei. Die Leute benutzen oft Sätze wie »Da ich es mir nur gedacht habe, kann es doch wohl keine Folgen haben.« Das sagt man einfach so, weil man das Gefühl hat, Gedanken an sich seien völlig folgenlos und könnten daher ganz frei und beliebig gedacht werden.

In unserem Gehirn materialisieren sich jedoch all unsere Gedanken, lösen biochemische Reaktionen aus, und diese haben tatsächlich bestimmte Folgen. Außerdem verbrauchen wir beim Denken Energie, doch im Alltagsleben machen wir uns darum keine Sorgen. So verbraucht zum Beispiel eine Tätigkeit wie Lernen oder Studieren in unserem Gehirn eine Menge Energie. Aber auch ein einfacher Gedanke wie »Nein, auf keinen Fall!« oder »Ja, gut!« ist in jedem Fall mit Energieverbrauch verbunden. Was geschieht nun im Gehirn, wenn wir Energie verbrauchen? Dann wird die Eiweißverbindung POMC (Proopiomelanocortin)* aufgespalten. Je nachdem, ob wir »Nein, auf keinen Fall!« oder »Ja, gut!« denken, wird diese Substanz nun auf unterschiedliche Art und Weise aufgespalten. Dies ist von größter Bedeutung.

Wenn wir selbst bei ziemlichem Stress positiv reagieren und uns dabei denken: »Das ist eine interessante Herausforderung. Das ist doch gut so!«, wird aus POMC ein Nebennierenrindenhormon gebildet, das eine Linderung körperlichen Stresses bewirkt. Außerdem wird auch Beta-Endorphin freigesetzt, das lösend auf seelischen Stress wirkt.

Erstaunlich ist, dass das stresslösende Beta-Endorphin gebildet wird, wenn wir mit positiven Gedanken reagieren. Dagegen wird keines der beiden Hormone frei-

---

* *Proopiomelanocortin* (POMC) ist ein Protein, welches in einer Reihe von Organen gebildet wird, u.a. in der Hypophyse. Als Proteohormon ist es die Vorstufe von vielen anderen Peptidhormonen. Unter Stress wird es vermehrt gebildet und in verschiedene Peptidhormone (wie ACTH, Beta-Endorphin oder Met-Enkephalin) aufgespalten, die dann ins Blut freigesetzt werden.

gesetzt, wenn wir uns ablehnend oder widerwillig verhalten. Dann entstehen andere Substanzen, nämlich Noradrenalin und Adrenalin, die nicht nur toxisch sind, sondern auch zur Bildung von giftigem aktivem Sauerstoff führen. Folglich bringt es überhaupt nichts, wenn wir auf irgendetwas mit negativen Gedanken reagieren.

Wenn Sie also irgendwelche Reize mit positiven Gedanken beantworten, dann werden die im Körper produzierten Substanzen als Heilmittel wirken. Wenn Sie dagegen mit negativen Gedanken in unguter Weise reagieren, werden solche Substanzen nicht zu Heilmitteln, sondern zu Gift. Das menschliche Denken wird im Allgemeinen von Gewohnheiten beherrscht. Ein positiv eingestellter Mensch wird fast alles positiv aufnehmen, während ein negativ eingestellter Mensch dazu neigt, auf alles negativ zu reagieren.

Wenn wir zum Beispiel das Geld im Portemonnaie zählen, können wir denken: »Es ist nur noch so wenig drin«, oder aber »Es ist noch so viel drin«. Unabhängig von unserer Reaktion ist der im Portemonnaie vorhandene Betrag in Wirklichkeit genau der gleiche. Wir neigen jedoch häufig dazu, die Dinge negativ zu beurteilen. Unser Denken soll unbewusst sogar zu siebzig bis achtzig Prozent negativ sein. Das könnte man in Maslows Terminologie auch als »von Sicherheitsbedürfnis bestimmtes Denkverhalten« bezeichnen. Heute wissen wir so viel über die Glückshormone, dass sich eine Diskussion über den Nutzen positiven Denkens erübrigt.

Im alten China hieß es: »Einmal lachen, einmal jünger – einmal wütend, einmal älter.« Das bedeutet: Jedes Mal, wenn man lacht, wird man ein wenig jünger; und jedes Mal, wenn man in Wut gerät, wird man ein wenig älter. Das deckt sich genau mit meiner Einstellung zum positiven Denken: Positives Denken verjüngt, negatives Denken macht alt.

Um positives Denken zur Gewohnheit zu machen, gibt es verschiedene Methoden. An dieser Stelle möchte ich Ihnen eine vorstellen, die ich selbst praktiziere: »Sich im Spiegel nett ansprechen.«

Morgens nach dem Aufstehen stelle ich mich im Badezimmer vor den Spiegel, wende mich an mein Ebenbild und spreche es an: »Guten Morgen. Heute fühle ich mich großartig.« Weil ich beim Aufwachen immer fit bin, ist mein Kopf ganz klar, auch wenn ich etwas zu wenig Schlaf hatte. Deshalb kann ich das ganz ehrlich zu mir sagen. Aber auch wenn man mit schwerem Kopf oder schlechter Laune aufsteht, heitert sich die Stimmung auf, wenn man sich im Spiegel anlächelt und freundlich anspricht: »Guten Morgen. Bitte, lass uns auch heute gut zusammenarbeiten.«

Falls andere Leute uns dabei beobachten, dürften sie uns für verrückt halten. Aber die Wirkung hat sich nicht nur bei mir, sondern auch bei vielen anderen bestätigt. Deshalb möchte ich Ihnen empfehlen, sich nicht zu viel dabei zu denken und es einfach einmal auszuprobieren.

Hormone sind die Informationsträger im Gehirn

Das Gehirn könnte auch als »Sammelplatz der Hormone« bezeichnet werden. Gewöhnlich wird das Gehirn jedoch als Anhäufung von Nerven betrachtet. Man stellt sich vor, dass zahllose Nervenzellen im Gehirn eine Art von elektrischem Leitungssystem bilden, wobei die einzelnen Zellen über ihre peripheren Endungen wie in einem Stromnetz miteinander verbunden sind. Darin fließt ein extrem schwacher Strom, der die Befehle des Gehirns transportiert. Die Mehrzahl von uns scheint diese Vorstellung vom Gehirn zu haben.

Doch auf die Frage, ob Signale in unserem Gehirn übertragen werden, indem die Nervenfasern elektrische Leitungen bilden, muss mit Nein geantwortet werden. Denn ohne Neurotransmitter funktioniert das Gehirn überhaupt nicht. Es stimmt einfach nicht, dass die Nervenzellen eine Art von elektrischem Stromnetz bilden, um Befehle des Gehirns zu übertragen. Zwischen den einzelnen Nervenzellen gibt es nämlich winzige Spalten, die sogenannten Synapsen *(s. Abb. 3)*. Die Übertragung von Information erfolgt dadurch, dass Hormonsubstanzen in die Synapsen abgegeben werden.

Nehmen wir einmal an, jemand möchte ein Telegramm von Kioto nach Tokio schicken. Der Inhalt wird zwar durch den Draht ans Telegrafenamt in Tokio gesandt. Aber die Botschaft gelangt erst in die Hände des Empfängers, wenn der Telegrammbote sie ihm zustellt.

Abb. 3: Informationsübertragung im Gehirn

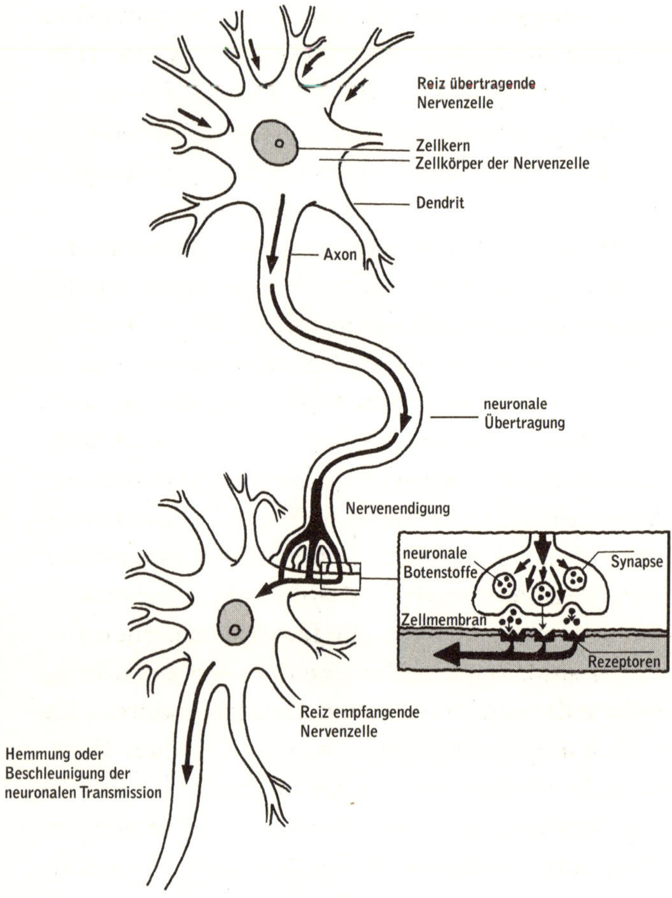

Hormone spielen sozusagen die Rolle des Telegrammboten im Gehirn. Diese Substanzen werden überall im Gehirn freigesetzt. Mit ihrer Hilfe schickt das Gehirn seine Anweisungen in den gesamten Körper. Daraufhin werden auch im Körper in vergleichbarer Weise Hormone gebildet. Das hat zur Folge, dass die Zellen, die Informationen empfangen haben, den Anweisungen des Gehirns folgen und die entsprechenden Tätigkeiten ausführen.

Hormone sind also Botenstoffe, die der Informationsübertragung im Körper dienen. Kurz gesagt bedeutet das, dass es ohne Hormone kein menschliches Denken, Empfinden oder Handeln gibt. Gegenwärtig kennen wir hundert bis zweihundert verschiedene Hormone, aber es dürfte noch zahlreiche unbekannte geben. Auch Glückshormone sind Substanzen, die aus Aminosäuren gebildet werden. Die wichtigste Aminosäure ist dabei Tyrosin *(s. Tab. 2)*. Aminosäuren sind die Bausteine der Proteine. Insgesamt sind etwa zweihundert Aminosäuren bekannt, von denen zwanzig für den Menschen von Bedeutung sind. Dabei unterscheidet man essenzielle, halbessenzielle und nichtessenzielle Aminosäuren. Da die essenziellen Aminosäuren im menschlichen Organismus nicht synthetisiert werden können, müssen sie über die Nahrung aufgenommen werden. Die acht essenziellen Aminosäuren sind Valin, Leuzin, Isoleuzin, Threonin, Methionin, Lysin, Phenylalanin und Tryptophan. Tyrosin gehört zu den halbessenziellen Aminosäuren und kann im Körper aus Methionin und Phenylalanin gebildet werden.

Nach dem jetzigen Stand der Forschung sind gut zwanzig Glückshormone bekannt. Darunter haben die Enkephaline die einfachste Struktur. Sie bestehen aus einem Tyrosin-Molekül und fünf Aminosäuren. Tyrosin bestimmt auch die chemische Struktur der wichtigen Neurotransmitter Dopamin, Noradrenalin und Adrenalin, die ebenfalls aus Tyrosin synthetisiert werden. Auch in den Stimulanzien Methamphetamin (Pervitin®) und Amphetamin findet sich das Tyrosin-Molekül. Beta-Endorphin, das unter allen Glückshormonen die stärksten Glücksgefühle auslöst, setzt sich einschließlich Tyrosin aus 31 Aminosäuren zusammen. Alle Hormone, die den Glückshormonen zuzurechnen sind, haben Tyrosin als Baustein. Aus der Verbindung von zwei Tyrosin-Molekülen entsteht die in der Natur vorkommende Droge Morphin (Morphium). Das zeigt, wie ähnlich die Glückshormone und Morphin chemisch aufgebaut sind.

Eigentlich hat Tyrosin selbst schon Drogencharakter, aber es wird in isolierter Form sofort verbrannt. Deshalb nimmt es die Form von Peptiden an, bei denen die Moleküle größer und stabiler sind. Wenn man das Molekül des Beta-Endorphins genauer betrachtet, gelangt man zu interessanten Erkenntnissen über die Glückshormone.

Tab. 2: Struktur verschiedener Glückshormone und Neurohormone

Dopamin

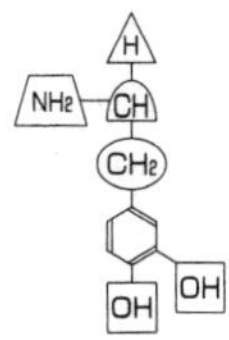

Tyrosin

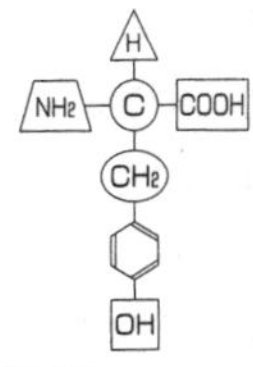

Noradrenalin

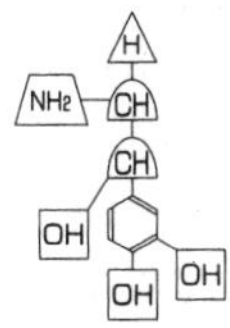

Methamphetamin

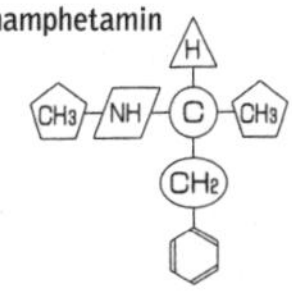

Adrenalin

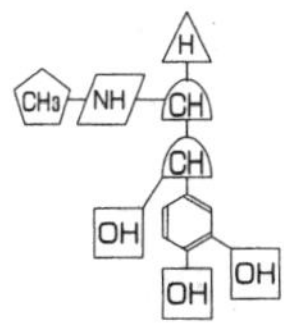

Amphetamin

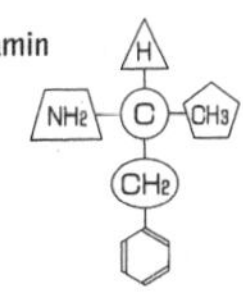

Enkephalin

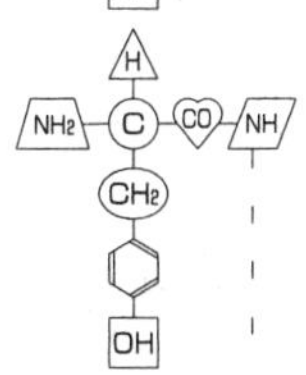

Morphin

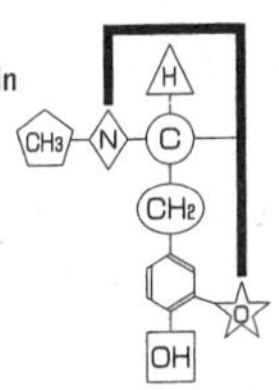

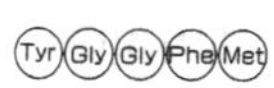

Methionin-Enkephalin

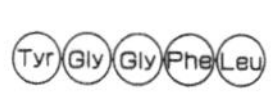

Leuzin-Enkephalin

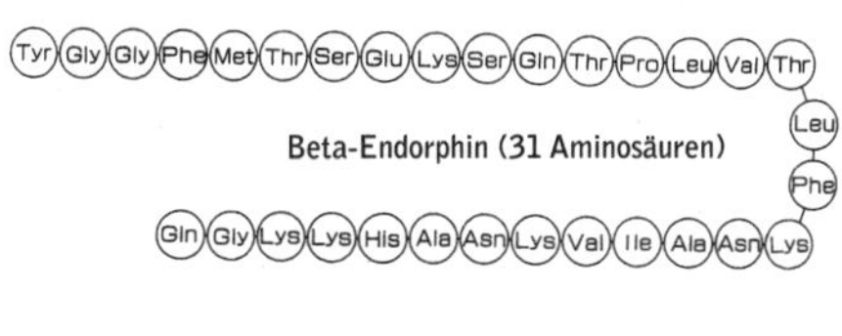

Beta-Endorphin (31 Aminosäuren)

Beta-Endorphin besteht aus 31 Aminosäuren, angeordnet in Gruppen von etwa fünf Aminosäuren, die jeweils verschiedene Funktionen haben. Die erste Fünfergruppe hat genau dieselbe Struktur wie das bereits erwähnte Enkephalin und wirkt als Morphin. Die zweite hat eine Alpha-Helixstruktur und bewirkt eine Stärkung der Immunabwehr. Die dritte Gruppe sorgt dafür, dass das Beta-Endorphin stabil bleibt und seine Aktivität nicht verliert. Die Funktion der weiteren Teile ist noch nicht ganz geklärt. Allerdings deutet vieles darauf hin, dass sie als Rezeptoren für bestimmte Funktionen der Glückshormone von Bedeutung sind.

Der amerikanische Professor David Felton, Neurophysiologe an der West Chester University of Pennsylvania, hat bei seinen Forschungen über Gehirn und Immunsystem klar aufgezeigt, dass Glückshormone nicht allein an den Rezeptoren der Gehirnzellen aktiv sind, sondern dass es im ganzen Körper Rezeptoren dafür gibt. Zum Beispiel befinden sich auch Rezeptoren für Glückshormone auf der Oberfläche von natürlichen Killerzellen (NK-Zellen), einer Art von weißen Blutkörperchen (Leukozyten), die für unsere Immunität von großer Bedeutung sind. Felton hat gezeigt, dass die Aktivität von natürlichen Killerzellen und die Immunabwehr sich verstärken, wenn Beta-Endorphin beteiligt ist. So konnte er nachweisen, dass der Körper dadurch besser vor Krankheiten geschützt wird. Außerdem wurden in jüngster Zeit in medizinischen Fachzeitschriften verschiedene

Aufsätze publiziert, die sich mit der unerwartet großen Zahl von Zellen befassen, auf deren Oberfläche sich solche Rezeptoren befinden.

Folglich ist davon auszugehen, dass Glückshormone nicht allein den seelisch-mentalen Bereich beeinflussen, sondern auch in enger Beziehung zu unseren körperlichen Funktionen stehen. So ist es nicht übertrieben zu behaupten, dass Glückshormone chemische Substanzen sind, die Geist und Körper verbinden. Beta-Endorphin zum Beispiel schenkt uns nicht bloß Glücksgefühle, sondern löst eine Fülle von Vorgängen aus, die unter anderem die Immunkraft erhöhen, das Gedächtnis stärken und die Ausdauer verbessern. Der Mensch kann also keineswegs behaupten, dass das, was er denkt, sich lediglich im Kopf abspielt und keine weiteren Folgen hat. Das kann man gut begreifen, wenn man auch nur eine einzige Funktion des Beta-Endorphins genauer betrachtet.

Glückshormone haben sogar ausgezeichnete schmerzstillende Wirkungen. Aufgrund dieser Erkenntnis wird auch verständlich, wie die anästhetische Wirkung der chinesischen Akupunktur funktioniert. In China wurden nämlich seit alter Zeit Operationen ohne Narkose durchgeführt, bei denen der Patient lediglich mit Akupunkturnadeln betäubt wird. Warum kann man mit Akupunkturnadeln solche Wirkungen erzielen? Durch die Erforschung der Glückshormone wurden zum ersten Mal die daran beteiligten Vorgänge naturwissenschaftlich nachweisbar.

Gute oder schlechte Hormone ausschütten?

Wie bereits erwähnt, sind Glückshormone so aufgebaut, dass sie die Immunität stärken. Da das Gehirn auch das periphere Hormonsystem kontrolliert, wird also das Immunsystem im ganzen Körper gestärkt, wenn im Gehirn immunstärkende Hormone ausgeschüttet werden.

Heutzutage ist allgemein bekannt, dass nahezu alle Krankheiten mit Stress zusammenhängen. Stress ist die Ursache für siebzig bis neunzig Prozent der Zustände, die man als Krankheit bezeichnet, und es nicht übertrieben zu behaupten, dass dies auf hundert Prozent der Zivilisationskrankheiten zutrifft.

Körper und Geist sind nicht zwei getrennte Dinge. Je nach unserer Einstellung wird POMC in verschiedenartige Substanzen zerlegt. Es ist davon auszugehen, dass es je nach Art der Aufspaltung zu unterschiedlichen biochemischen Reaktionen kommt. Wenn man denkt: »Ich bin ein schlechter Mensch«, wendet sich auch das körperliche Befinden zum Schlechten. Wenn man denkt: »Das wird ja schlimm!«, hat das zur Folge, dass sich die Situation verschlimmert. Der alte japanische Spruch »Krankheit kommt aus dem Geist« bringt das genau auf den Punkt.

Tabelle 3a zeigt, wie sehr sich die Immunkraft durch seelischen Stress verschlechtert: Die Aktivität der NK-Zellen ist während einer Prüfung deutlich geringer als zwei Wochen danach. Das gilt natürlich nicht nur für

Prüfungen, sondern für all unsere Tätigkeiten und betrifft alle Lebensbereiche, die dem Stress ausgesetzt sind.

Tabelle 3b zeigt den Einfluss, den körperlicher Stress auf die Abwehrzellen hat. Bei diesem Test sollten die Studenten mit voller Kraft laufen. Die Tabelle zeigt, wie sehr die Aktivität der NK-Zellen nach einem Siebzig-Minuten-Lauf abfällt. Die Testteilnehmer gehörten nicht zu den Leuten, die gerne laufen; vielmehr wurden sie nur zu Testzwecken veranlasst, sich an diesem Lauf zu beteiligen. Das Ergebnis dieser Tests zeigt in beiden Fällen ganz klar, wie sehr körperlicher oder seelischer Stress die Immunkraft schwächt.

Ganz wichtig dabei ist aber die Feststellung, dass dies nicht dem Stress an sich – sei er nun seelisch oder körperlich – zuzuschreiben ist. Das Problem sowohl bei einer Prüfung als auch bei einem Siebzig-Minuten-Lauf ist die geistige Einstellung der Betroffenen. Je nachdem, ob sie vor der Prüfung befürchten: »Was mache ich, wenn ich durchfalle?« oder zuversichtlich denken: »Da ich schon die Anstellung in der Tasche habe, werde ich beim Examen sicher gut abschneiden«, wird das Ergebnis unterschiedlich ausfallen.

NK-Zellen sind in der Lage, Krebszellen zu vernichten. Dabei docken sie an die Krebszellen an, geben sogenannte Perforine ab, eine Art membranschädigender Proteine, die die Membran von Krebszellen durchlöchern. Durch diese Öffnungen dringen dann Wasser und

Salze in die Krebszelle ein und verursachen innerhalb von Minuten den Zelltod *(s. Abb. 4)*. Eine einzelne NK-Zelle kann viele Krebszellen vernichten. Der Grad ihrer Aktivität wird an der Zahl der Krebszellen gemessen, die

Tab. 3a: Seelischer Stress und die Aktivität von NK-Zellen

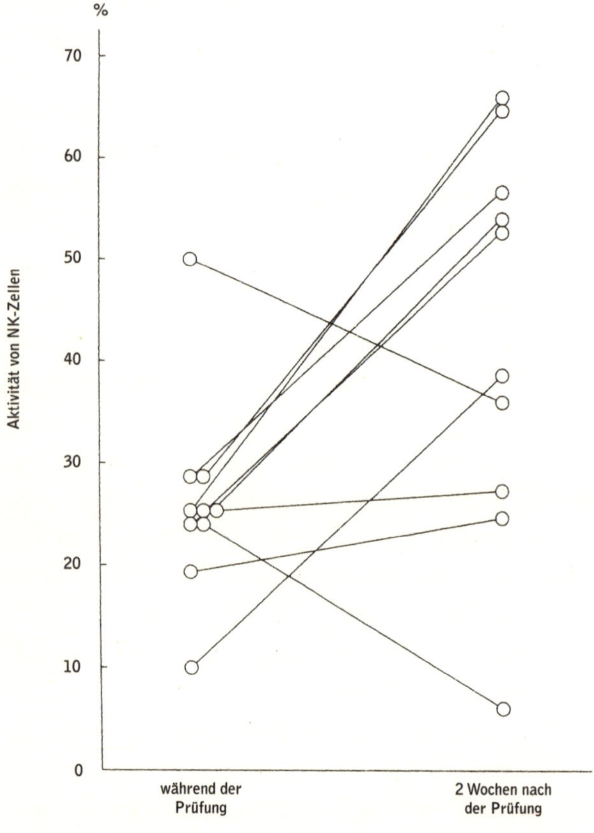

sie in einer bestimmten Zeit vernichtet. Die Wirksamkeit dieses starken Verbündeten in unserem Körper können wir selbst beeinflussen.

Tab. 3b: Körperlicher Stress und die Aktivität von NK-Zellen

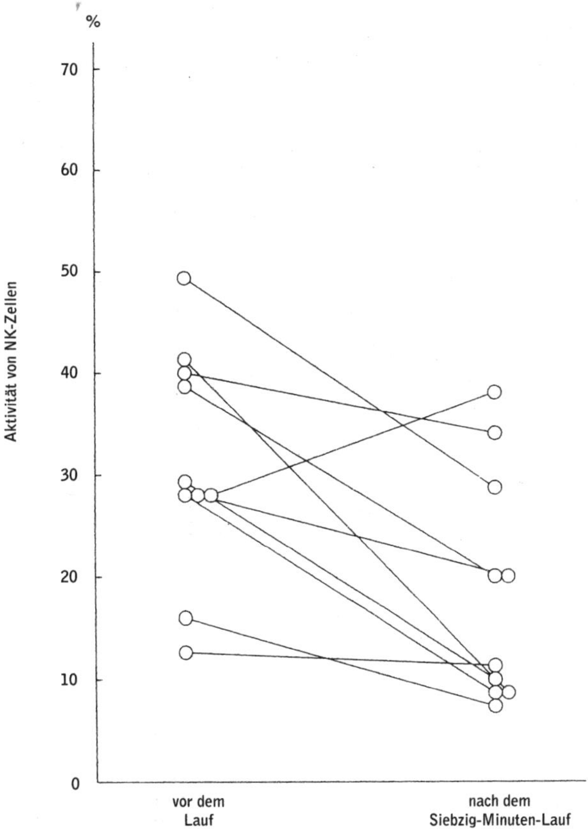

Abb. 4: Vernichtung von Krebszellen durch NK-Zellen

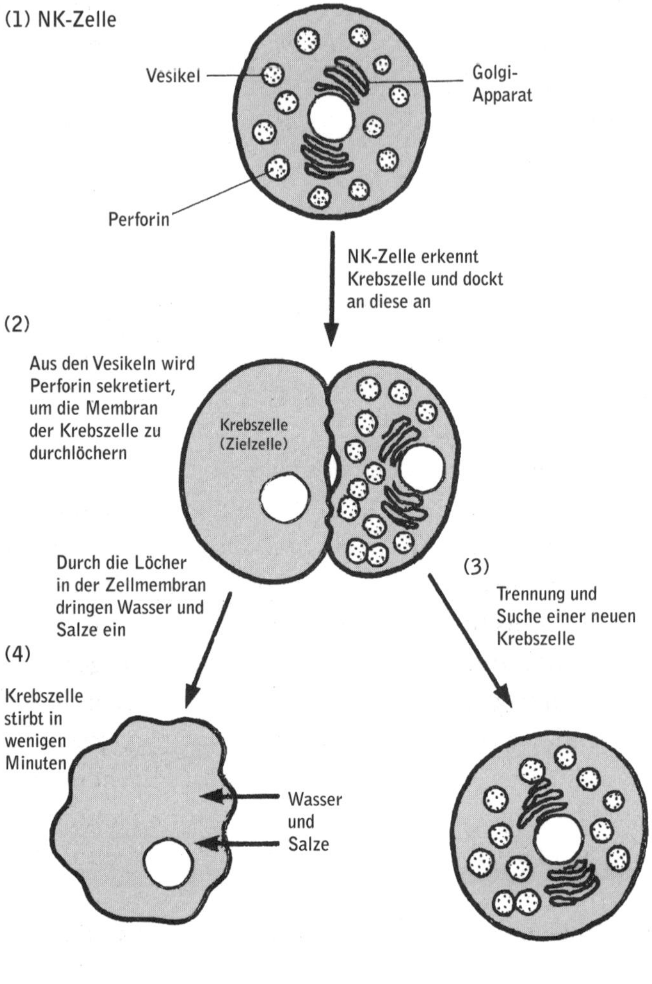

Solange wir leben, können wir dem Stress nicht entfliehen. Studenten müssen Prüfungserfahrungen machen, auch wenn sie sich dagegen sträuben. Wenn sie dabei mit »Nein, ich will nicht« übertrieben abwehrend reagieren und von Angst und Unsicherheit befallen sind, sinkt die Immunstärke stark ab. Wenn sie dagegen in derselben Situation die Herausforderung mit den Worten: »Es wird schon werden!« annehmen, wird die Immunstärke nicht so stark abfallen.

Dieser psychologische Unterschied übt einen größeren Einfluss auf unser Leben aus, als wir uns gemeinhin vorstellen. Menschen, die unter krankhafter Sorge und Unsicherheit leiden, haben Dauerstress. Solche Menschen bewegen sich ständig in der Welt des Noradrenalins und des Adrenalins.

Unter identischen Voraussetzungen ist es für den Optimisten dagegen möglich, in der Welt des Beta-Endorphins zu leben. Auf lange Sicht betrachtet, wird durch positives oder negatives Denken vom Gesundheitszustand angefangen bis hin zu Erfolg oder Misserfolg im Leben ein Abstand wie zwischen Himmel und Erde hergestellt.

Die Grundregel bei einer in Amerika weit verbreiteten Erfolgstheorie lautet: »Wenn ich Gutes denke, geschieht mir etwas Gutes. Wenn ich Schlechtes denke, geschieht mir Schlechtes.« Das kann man auch umformulieren: »Wenn ich Gutes denke, werden vom Gehirn gute Hormone ausgeschieden. Wenn ich Schlechtes denke, werden vom Gehirn schlechte Hormone ausgeschieden.«

In dieser Erfolgstheorie heißt es, dass Unterbewusstsein und Vorstellung das menschliche Leben bestimmen. Dafür gab es bisher keine einleuchtende wissenschaftliche Begründung. Das lag daran, dass man die materielle Seite des Geistes nicht begriffen hatte. Aus diesem Grund musste man das Unterbewusstsein und seine Fähigkeiten als etwas Abstraktes erklären. Auf die Frage: »Warum führt es zu guten Resultaten, wenn man Gutes denkt?«, gab es keine akzeptable rationale Erklärung.

Inzwischen gibt es jedoch diese Erklärung. Wenn man Gutes denkt, werden vom Gehirn gute Hormone ausgeschieden. Diese Hormone bessern die Stimmung des Menschen und regen seinen Tatendrang an. Wenn das unterbewusste Gehirn gut funktioniert, zeigen sich Fähigkeiten, die man sich bisher gar nicht vorstellen konnte. Und wenn man in unangenehmen Lagen den Mut nicht verliert, entwickelt man das nötige Durchhaltevermögen, um solche Situationen zu meistern.

Tab. 4: Stress und die Folgen

Stress	
negatives, ablehnendes Denken	positives, bejahendes Denken
Adrenalin, Noradrenalin (Stresshormone)	Glückshormone
Anspannung	Entspannung
Beta-Wellen dominant, Zunahme von aktivem Sauerstoff	Alpha-Wellen dominant, Abnahme von aktivem Sauerstoff

Es ist schon seit Langem bekannt, dass der Mensch über hervorragende Selbstheilungskräfte verfügt und das Immunsystem dabei im Mittelpunkt steht. Allerdings hat man früher geglaubt, Geist und Immunsystem seien zwei völlig verschiedene Dinge, während sie in Wirklichkeit doch eine Einheit bilden. Diese Erkenntnis lässt sich so formulieren: »Die Dinge in positiver Perspektive zu sehen ist ein wirkungsvolles Medikament.« Jeder von uns besitzt in seinem Körperinneren eine fantastische Pharmafabrik, die hinter keiner realen Pharmafirma zurücksteht.

Wenn der Geist einen positiven Gedanken denkt, kann die körpereigene Pharmafabrik augenblicklich ein für den Organismus nützliches Medikament produzieren. Mithilfe dieses Mittels können wir unsere Beschwerden heilen. Wenn man jedoch negativ denkt, produziert unsere innere Pharmafirma ein für den Organismus schädliches Medikament. Diese Tatsache sollten Sie sich gut einprägen.

Allzu oft haben wir Menschen recht oberflächliche Überzeugungen, die man auch als naiven Glauben bezeichnen kann. Das zeigt sich zum Beispiel in einer Aussage wie: »Wenn man einfach das isst, was man gern essen möchte, braucht man sich wegen der Ernährung keine Sorgen zu machen.« In gewisser Hinsicht ist das sogar richtig. Wer einen gesunden Organismus hat und einfach verzehrt, was sein Körper verlangt, macht keinen großen Fehler. Allerdings ist der menschliche Körper nicht so ehrlich, wie wir uns das vorstellen. Im Gegenteil, es kann vorkommen, dass er sich mit seinen Wünschen letztlich selbst schadet.

Den Beweis für diese Behauptung liefern die Hormone. So sagt der Körper einem Menschen, der ständig wütend ist, nicht: »Wenn du so wütend bist, ist das Gift für deinen Körper.« Er verhält sich eher wie ein gehorsamer Diener und schüttet laufend Noradrenalin und Adrenalin aus. Das kann dazu führen, dass der Herr und Besitzer dieses Körpers vielleicht Krebs bekommt oder seine Leber ruiniert, während der Körper sich dabei so verhält, als hätte er damit nichts zu tun.

Dabei sollten Sie mich in diesem Punkt aber nicht missverstehen. Noradrenalin und Adrenalin sind keineswegs die Übeltäter. Denn alle in unserem Körper gebildeten Substanzen haben garantiert ihren Zweck und ihre Notwendigkeit. Noradrenalin und Adrenalin sind nämlich Verwandte des Dopamins und auch eine Quelle für die Energie und Vitalität des Menschen.

Allerdings ist die Toxizität dieser Hormone so stark, dass man sich fragen muss, warum im menschlichen Körper so starke Gifte gebildet werden. Sie sind, wie ich bereits erwähnt habe, genauso giftig wie Schlangengift. Wenn man in einer Welt ständigen Ärgers lebt, wird man nicht lange leben und sein Leben auf keinen Fall glücklich verbringen.

Genügt es, gute Glückshormone reichlich auszuschütten und die Sekretion toxischer Hormone zu hemmen, um die Gehirnzellen gesund zu erhalten? So einfach ist die Sache nicht.

Das Gewicht des menschlichen Gehirns beträgt ungefähr 1,4 Kilogramm; bezogen auf ein Körpergewicht von 70 Kilogramm, ist das ein Anteil von nur etwa zwei Prozent. Auch wenn es sich um ein kleines Organ handelt, sieht es beim Blut- und Sauerstoffbedarf anders aus, denn da benötigt das Gehirn 15 bis 20 Prozent der Gesamtversorgung des Körpers. Das zeigt ganz klar, wie groß die Bedeutung des Gehirns für uns ist.

Gehirnzellen werden erst dann richtig aktiv, wenn sie reichlich mit Sauerstoff versorgt sind, der Blutkreislauf gut funktioniert und Glückshormone ausgeschüttet werden. In diesem optimalen Zustand können sie dem Körper die entsprechenden Befehle geben. Wenn irgendeine dieser Bedingungen nicht erfüllt ist, macht sich das körperlich sofort bemerkbar. Besonders negativ wirkt sich dabei die Verstopfung der Blutgefäße aus.

Der Grund für die Verengung der Blutgefäße besteht darin, dass sich die Adern durch Ausschüttung von Noradrenalin zusammenziehen, die Blutplättchen zerstört werden und sich eine Art Schorf bildet. Ein weiterer Grund für die Verstopfung der Blutgefäße sind Fettablagerungen.

Fett schmeckt von allen Nahrungsmitteln am besten. Weil reichlich Glückshormone ausgeschieden werden, wenn man etwas Leckeres isst, ist das in diesem Punkt positiv zu sehen. Andererseits führt unkontrollierter Fettverzehr unweigerlich zur Verstopfung der Blutgefäße. Deshalb ist es letztlich besser, den Verzehr von Fett zu reduzieren. Dabei ist es genauso wie bei Leuten, die nicht mit dem Rauchen aufhören können: Wenn man ihnen sagt, sie sollen weniger rauchen, weil es schlecht für den Körper ist, antworten sie: »Ach so!«, und können es doch nicht lassen. Wenn sie zum Aufhören gezwungen werden, werden toxische Hormone ausgeschüttet.

Was kann man in dieser Situation tun? Vielleicht hat man Ihnen noch nie gesagt, wie wichtig es ist, die Muskeln in guter Form zu halten. Bei der Frage, welcher Zusammenhang zwischen Muskeln und Fett besteht, muss an erster Stelle erwähnt werden, dass Fett in den Muskeln verbrannt wird. Das heißt, die gleiche Fettmenge wird bei Menschen mit gut ausgebildeten Muskeln schnell verbrannt und verschwindet. Dagegen verbrennen Menschen mit wenig Muskeln das Fett nicht und speichern es dann als Körperfett.

Nehmen wir einmal an, dass Menschen mit demselben Körpergewicht von 60 Kilogramm täglich stets 2000 Kalorien aufnehmen. Unter diesen Voraussetzungen hängt es unter anderem von der Menge des gespeicherten Körperfettes ab, ob der Betroffene früher stirbt oder länger lebt. Wer über gut ausgebildete Muskeln verfügt, speichert weniger Fett in seinem Körper und lebt voraussichtlich länger.

Auf die Frage, ob man sich möglichst viele Muskeln antrainieren sollte, ist die Antwort nicht so einfach. Um Muskeln aufzubauen, ist ein ziemliches hartes Training notwendig, das wiederum die Entstehung von aktivem Sauerstoff fördert. Folglich sollten muskulöse Menschen dafür sorgen, dass sie ihre Muskeln nicht verlieren, indem sie locker Sport treiben und dabei Fett verbrennen. Zum Erhalt der Muskeln ist zum Beispiel ein nicht besonders anstrengendes Training wie Stretching ideal.

Anders ist es bei jemand mit sehr wenig Muskulatur. Er muss nicht gleich dick aussehen und kann trotzdem einen hohen Anteil von Körperfett haben. Deshalb neigen solche Menschen dazu, sich darüber keine Gedanken zu machen. Zur Verstopfung der Blutgefäße kommt es aber unabhängig von der äußeren Figur. Menschen mit extrem wenig Muskeln sollten daher mit Krafttraining oder etwas Ähnlichem ihre Muskeln aufbauen, denn sonst riskieren sie Zivilisationskrankheiten und einen frühzeitigen Tod.

Lebensmittel als Baumaterial für Glückshormone

Neben körperlicher Bewegung und einer gut ausgebildeten Muskulatur ist die Ernährung für die Aktivierung der Gehirnzellen wichtig. Am Anfang dieses Kapitels habe ich erklärt, dass unsere Gedanken sich materialisieren. Um materielle Strukturen zu bilden, braucht man aber entsprechendes Baumaterial. Dieses Material wird uns durch die Nahrung geliefert.

Da Japan – ebenso wie die westlichen Länder – heute ein reiches Land ist, braucht man sich keine Sorgen zu machen, dass es nichts zu essen geben könnte. Vielmehr muss man sich Sorgen machen, weil zu viel gegessen wird. Es wäre aber ein großer Fehler, deshalb einfach nur die Nahrungszufuhr zu reduzieren. Die Kalorienaufnahme sollte zwar verringert werden, aber zur Bildung von Glückshormonen ist es unbedingt nötig, genug eiweißreiche Kost (Proteine) zu sich zu nehmen.

Proteine bilden das Baumaterial für Glückshormone. Wie bereits erwähnt, werden Proteine aus zwanzig verschiedenen Aminosäuren gebildet. Wenn die mit der Nahrung aufgenommenen Proteine in den Körper gelangen, werden sie zuerst wieder in Aminosäuren aufgespalten. Anschließend werden diese zu strukturellem Material und zu Enzymen für den Körper synthetisiert. Weil die essenziellen Aminosäuren – das sind acht von zwanzig – in unserem Organismus nicht hergestellt werden, müssen sie von außen zugeführt werden. Es ist auch nicht möglich, Proteine auf Vorrat zu essen. Wenn das Gehirn nämlich viele Glückshormone bildet, wird sein kleiner Eiweißvorrat schnell aufgebraucht. Zur Aktivierung der Gehirnzellen ist es deshalb erforderlich, mit der täglichen Nahrung qualitativ hochwertige Proteine in ausreichender Menge zu sich zu nehmen.

Gegenwärtig kennt man über hundert Hormone im menschlichen Körper. Hormone sind Eiweißverbindungen, die aus mehreren Dutzend Aminosäuren gebildet werden. Wenn die Proteine aus der Nahrung in Qualität und Menge nicht ausreichen, wird die Produktion von Glückshormonen letztlich nicht ausreichen, auch wenn wir noch so positiv denken. Bei der Synthese der Glückshormone spielt die Aminosäure Tyrosin die wichtigste Rolle. Als halbessenzielle Aminosäure kann sie in gewissem Umfang im Körper produziert werden, aber das heißt nicht, dass sie ständig in ausreichender Menge zur Verfügung steht. Daher besteht die Notwendigkeit, das Baumaterial für Hormone durch eiweißreiche Nahrung zu ergänzen. Nun kennen Sie die Gründe, warum wir genügend eiweißreiche Kost zu uns nehmen sollten. Über eine Ernährungsweise, die der Produktion von Glückshormonen förderlich ist, werde ich in Kapitel 3 ausführlicher schreiben.

Die drei wichtigsten Dinge: Ernährung, Bewegung, Meditation

Es gibt noch einen weiteren wichtigen Faktor, den Sie in diesem Zusammenhang beachten sollten – die Gehirnwellen. Es ist bekannt, dass unser Gehirn Alpha-Aktivität zeigt, wenn im Gehirn Endorphine ausgeschüttet werden. Bei Beta-Aktivität verschwinden dagegen die Endorphine. Auch wenn die aufgenommenen Reize identisch sind, treten entweder Alpha- oder Beta-Wellen auf, je nachdem, auf welche Weise das Gehirn sie registriert.

Tab. 5: Gehirnwellenmuster

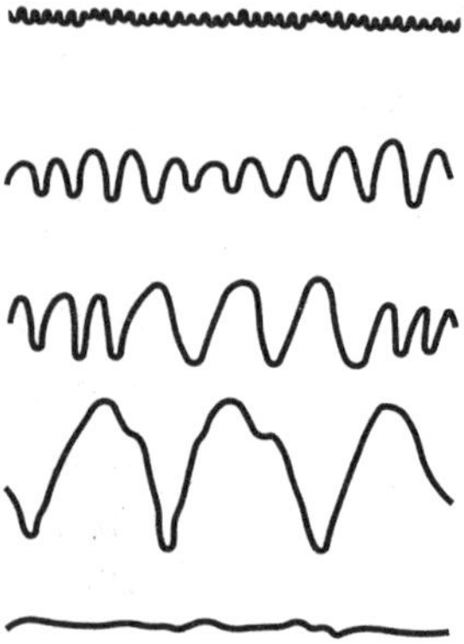

Wellenmuster	Frequenz	Schwingungsaktivität des Gehirns
β	13–30 Hz	Beta: angespannter alarmbereiter, aktiver Wachzustand
α	8–13 Hz	Alpha: entspannter und gelassener Ruhezustand, besonders Wachzustand mit geschlossenen Augen
θ	4–8 Hz	Theta: Schlaf und tiefe Meditaiton, in Verbindung mit Traum, Inspiration, Fantasie
δ	0,5–4 Hz	Delta: tiefer, traumloser Schlaf, Trance, Hynose
flach		Null

Beta-Wellen sind zwar normal und lebensnotwendig, doch wenn das Gehirn ausschließlich in einem Beta-Wellen-Zustand ist, kann der Mensch nicht lange leben, und es wird ihm schwerfallen, das Leben zu genießen. In gewissem Sinne ist es einfach, auf Alpha-Aktivität im Gehirn umzuschalten, denn wenn man auf alle Dinge mit einer positiven Einstellung reagiert, dankbar ist und positiv denkt, gelangt man in einen Alpha-Zustand.

Mit dem Alpha-Zustand und der Ausschüttung von Endorphinen verhält es sich wie mit dem Huhn und dem Ei. Unabhängig davon, welches von beiden zuerst da war, steht doch mit Gewissheit fest, dass sie zusammengehören. Die Aktivität mit der größten Wirkung auf den Alpha-Wellen-Bereich ist Meditation. Wenn man richtig und regelmäßig Meditation übt, wird es möglich, nach Belieben Alpha-Wellen zu erzeugen. Bei Alpha-Aktivität werden im Gehirn Endorphine und ähnliche Glückssubstanzen gebildet. Wenn wir diese Prozesse gut beherrschen, dürfte sich unser Lebensgefühl deutlich verbessern.

Wenn wir normalerweise etwas Anstrengendes unternehmen wollen, stellt sich unbewusst eine gewisse Spannung ein und hindert uns, unsere wahren Kräfte zu entfalten. Das Hormon, das diese Vorgänge steuert, ist ein adrenalinartiger neuronaler Botenstoff. Wenn man in solchen Situationen aber positiv denkt und so die Ausschüttung von Endorphinen anregt, werden die Alpha-Wellen dominant und die Funktionen des Stirnlappens im Großhirn aktiviert. In einem solchen Zustand verschmelzen Bewusstsein und Unterbewusstsein, und das versetzt uns auf einer tieferen Ebene in die Lage, uns auf erfolgsorientiertes, positives Denken zu programmieren. Folglich können wir in einer solchen Situation das Unterbewusstsein bewusst nutzen, um die gewünschten Fähigkeiten zu aktivieren. Zum Beispiel werden unsere Sinneswahrnehmungen geschärft und die Kräfte der Intuition und der spontanen Einsicht gestärkt. Dann kann sich auch unsere Kreativität voll entfalten.

Ich denke, dass Sie jetzt verstanden haben, was ich in der Einleitung mit dem »Dreierpack« aus Ernährung, Bewegung und Meditation gemeint habe: Ernährung, welche die Bildung von Endorphinen fördert; Bewegung, die zur Muskelbildung führt; und Meditation, die im Gehirn Alpha-Aktivität hervorruft.

Krankheit kommt aus dem Geist

Die Ergebnisse bei der Erforschung der Glückshormone haben zu der Erkenntnis geführt, dass unsere Gedanken und Emotionen das Gehirn in starkem Maße beeinflussen. Es ist davon auszugehen, dass Gedanken und Emotionen ihren Sitz im Hirnstamm, im limbischen System und in der Großhirnrinde haben. Durch diesen Hirnbereich verläuft auch der A10-Nerv*, der mit einer Vielzahl von kognitiven und emotionalen Funktionen in Verbindung steht *(s. Abb. 5)*.

---

* Dieser Nerv nimmt seinen Ausgang von der A10-Gruppe dopaminerger Neuronen im ventralen tegmentalen Areal (VTA, am Boden des Mittelhirns). Dieser Hirnbereich wird von vielen Blutgefäßen und Nervenfasern durchzogen; dort finden sich Neuronengruppen, die Dopamin (die Nerven A8, A9, A11) und Serotonin produzieren bzw. auf diese Neurohormone reagieren. Die verschiedenen herausführenden Nervenfasern des VTA stehen vor allem mit den höheren Hirnregionen und Funktionen im präfrontalen Kortex in Verbindung. Der A10-Nerv innerviert den kognitiven Bereich des Menschen; er ist der Nerv der Wachheit und des Lustgefühls.

Abb. 5: A10-Nerv und dreischichtiger Aufbau des menschlichen Gehirns

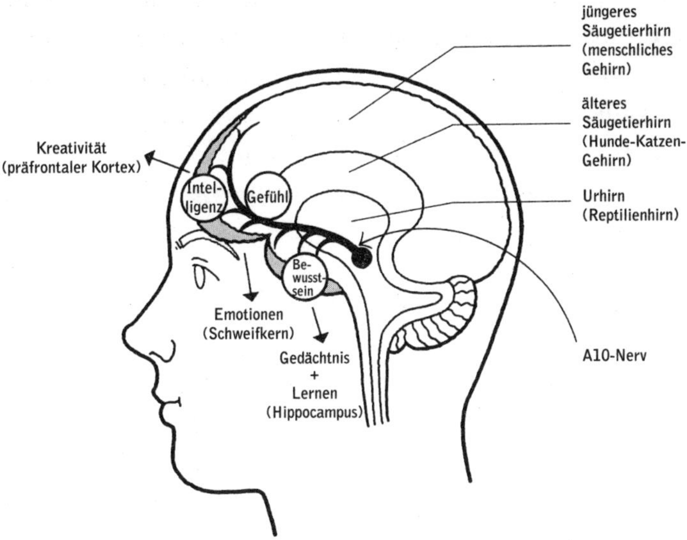

Der A10-Nerv wird als Wohlfühl-, Glücks- oder Lustnerv bezeichnet. Dieser wichtige Nerv verbindet eine ganze Reihe von Gehirnbereichen und -funktionen miteinander, von einfachen physiologischen Bedürfnissen wie Libido, Appetit und Temperaturregelung über Bewegung und Lerngedächtnis bis hin zu den Mechanismen des präfrontalen Kortex, in dem die kognitiven Funktionen des menschlichen Bewusstseins angesiedelt sind.

Wenn unser Gehirn die entsprechenden Reize empfängt, werden Glücksgefühle ausgelöst. Wenn wir etwas

Leckeres essen oder Sex genießen, empfinden wir große Glücksgefühle. Auch beim Sport oder bei manchen anderen Tätigkeiten können unbeschreibliche Glücksgefühle entstehen, und wenn wir den Menschen von Nutzen sind oder einen Beitrag zum Wohl der Welt leisten, empfinden wir tiefe seelische Freuden. Wie man inzwischen weiß, gehen die Glücksgefühle, die bei solchen Gedanken oder Handlungen entstehen, vom A10-Nerv aus.

Diese Nervenbahn wurde 1964 entdeckt, aber es dauerte bis 1978, bis ihre Funktionen geklärt wurden. In dieser Zeit begann man in den Neurowissenschaften, sich auch intensiv mit den Neurotransmittern zu beschäftigen. Dabei machte man unter anderem die erstaunliche Entdeckung, dass unsere Gedanken und Emotionen die Funktionen des A10-Nervs steuern können. Auch die Säugetiere wie Hunde und Katzen und sogar die Reptilien verfügen über diesen Nerv. Auch diese Lebewesen empfangen ihre Glücks- und Lustgefühle über den A10-Nerv, aber ihr Gehirn ist nicht so hoch entwickelt, dass sie diesen Nerv kontrollieren könnten. Heute wissen wir, dass allein der Mensch mit seiner Großhirnrinde einerseits den A10-Nerv durch seine Gedanken steuern kann, während er andererseits über diesen Nerv Glücksgefühle empfängt. Der neuronale Botenstoff, der bei diesen Steuerungsvorgängen im Gehirn die Schlüsselrolle spielt, ist Dopamin.

Wenn man die Großhirnrinde aus dem menschlichen

Gehirn entfernt, wird der Mensch sich anschließend fast genauso wie ein Hund oder eine Katze verhalten. Wenn man dann auch noch den höchst entwickelten Gehirnteil jener Säugetiere, das limbische System, entfernte, würde der Mensch auf die Stufe von Reptilien absinken. Offensichtlich ist es der Großhirnrinde zu verdanken, dass der Mensch über ein hoch entwickeltes Bewusstsein und Wertgefühl verfügt.

Außerdem ist es ebenfalls der Evolution der Großhirnrinde zuzuschreiben, dass der Mensch seine Bedürfnisse auf höhere Stufen wie Liebe oder Selbstverwirklichung anheben kann. Allerdings ist der Grund, aus dem der Mensch zu solchem Tun angeregt wird, in den damit verbundenen Glücksgefühlen zu suchen. Auch wenn der Mensch noch so hohe Ideale haben mag, so würde er sich letztlich nicht um ihre Verwirklichung bemühen, wenn ihm dabei keine Glücksgefühle zuteil würden. Zum Glück sind wir aber so konstruiert, dass Glückshormone in uns ausgeschüttet werden, wenn wir Gutes tun. Wenn man etwas für die Kinder, für die Frau, für die Freunde oder die Kollegen tut, empfindet man Glücksgefühle, auch wenn dieses Vorhaben mit Schwierigkeiten verbunden ist. In solchen Fällen dominieren im Gehirn die Alpha-Wellen, und auch Beta-Endorphin wird reichlich ausgeschüttet.

Außerdem gibt es einen Zusammenhang zwischen Beta-Endorphin und Fähigkeiten wie der Steigerung der Gedächtnisleistung, der Bewahrung harmonischer menschlicher Beziehungen sowie der Entfaltung von Unternehmungsgeist, Ausdauer und Kreativität. Ob sich die innere Verfassung in eine positive oder in eine negative Richtung entwickelt, hängt allein vom Denken der betreffenden Person ab.

Wenn man positive Gedanken hegt, wird Beta-Endorphin ausgeschüttet und unsere Stimmung aufgeheitert. Wer von Hass, Groll oder Zorn erfüllt ist, produziert kein Beta-Endorphin. Warum diese Vorgänge so und nicht anders funktionieren, wissen wir noch nicht genau. Eines können wir aber mit Gewissheit sagen, dass nämlich die alte japanische Lebensweisheit: »Krankheit kommt aus dem Geist« völlig zutreffend ist. Wenn man alles positiv sieht und dabei denkt: »Oh, welch ein Glück!« – »Ich bin so froh!« oder »Das war doch ein Segen für mich!«, dann tritt man ein in die Welt des Beta-Endorphins. Wenn man jedoch auf dieselben Reize negative Reaktionen zeigt, wie »Nein, auf keinen Fall!«, – »Das ist furchtbar!« oder »Das ist mir zuwider!«, dann wird die weitere Entwicklung zu unangenehmen Gefühlen, Krankheiten, Unfällen, Streitigkeiten, Enttäuschungen, Verzweiflung und schließlich zum eigenen Untergang führen.

In der Welt der Glückshormone gibt es vieles, was wir noch nicht verstehen; derzeit dürften wir etwa zehn Prozent davon kennen. Aber ich bin fest davon überzeugt, dass die Glückshormone im 21. Jahrhundert im Zentrum der Gesundheitsmethoden und medizinischen Therapien stehen werden.

Sechs-Punkte-Programm für Gesundheit und langes Leben

1. Bewegung (Muskelaufbau)
2. Meditation (Alpha-Wellen)
3. Ernährung (viel Eiweiß, wenig Kalorien)
4. Neutralisierung des aktiven Sauerstoffs
5. Aktivierung der Gehirnzellen
6. Östliche Medizin (z.B. Massage)

Zusammenfassung von Kapitel 1

- Das menschliche Gehirn ist aus drei Schichten aufgebaut: dem Urhirn (Reptilienhirn), dem älteren Säugetierhirn (Hunde-Katzen-Gehirn) und dem jüngeren Säugetierhirn (Großhirnrinde, Neokortex).
- Bei dem, was wir denken, handelt es sich nicht um rein abstrakte Begriffe. Unsere Gedanken materialisieren sich und wirken sich körperlich aus.
- Was uns beeinflusst, ist nicht das äußere Geschehnis an sich, sondern unsere Reaktion: die Art und Weise, wie wir es aufnehmen, wie wir es sehen, wie wir es beurteilen.
- Auf Stress kann man entweder mit positivem oder mit negativem Denken reagieren. Je nachdem, welche Wahl wir treffen, werden wir dann ganz verschiedene Richtungen einschlagen.
- Wenn ein Mensch wütend ist, wird in seinem Gehirn

Noradrenalin ausgeschieden. Wenn man Angst hat, wird Adrenalin ausgeschieden. Diese beiden Substanzen sind toxisch.

- Sofort mit dem positiven Denken zu beginnen ist schwierig. Deshalb sollte man in zwei Schritten vorgehen: zuerst das Geschehnis als Tatsache akzeptieren und anschließend seinen Sinn in positiver Haltung erfassen. Das macht es einfacher, positiv zu denken.
- Wenn man die Dinge positiv aufnimmt, wird Beta-Endorphin ausgeschüttet. Dieses Hormon sorgt dafür, dass wir jung bleiben, in eine frohe Stimmung geraten und nicht an Krebs sterben.
- Eine einfache Methode, positives Denken zur Gewohnheit zu machen, besteht darin, erfreuliche Worte an sein Ebenbild im Spiegel zu richten. Wenn man sich selbst ständig lobt, reagiert das Gehirn mit einer positiven Stimmung.
- Wenn wir Dinge tun, die der Welt und den Menschen nicht nützen oder Missgunst hervorrufen, wird das Gehirn uns dem Untergang zuführen.
- Die elementaren Grundtriebe des Menschen kann man nach Maslow in den *Five F* zusammenfassen: *Fucking, Feeding, Flocking, Fighting* und *Fleeing.*
- Die Bedürfnisse des Menschen entfalten sich in einer Stufenleiter (Maslows Bedürfnispyramide):

  1. physiologische Bedürfnisse;
  2. Sicherheit;

3. Zugehörigkeit und Liebe;
4. soziale Anerkennung;
5. Selbstverwirklichung.

- Wer sich nur an niedrigen Dingen erfreut, hat keinen Zugang zur Welt der Glückshormone.
- Glückshormone werden normalerweise durch einen Botenstoff namens GABA gehemmt. Wenn jedoch durch Stimulierung des präfrontalen Kortex Glückshormone ausgeschüttet werden, kommt es ausnahmsweise nicht zu einem negativen Feedback.
- Wenn wir positiv denken, werden in der körpereigenen Pharmafabrik nützliche Medikamente für uns produziert.
- Wenn Glückshormone ausgeschüttet werden, zeigt sich im Gehirn Alpha-Aktivität.
- Meditation bringt die linke Gehirnhälfte zum Schweigen und öffnet unser inneres Ohr für die Stimme der rechten Gehirnhälfte. Gleichzeitig wird die Ausschüttung von Glückshormonen aktiviert.
- Der A10-Nerv verbindet eine ganze Reihe von Gehirnfunktionen miteinander, ausgehend von fundamentalen physiologischen Bedürfnissen über Motorik und Lerngedächtnis bis zu den kognitiven Fähigkeiten des präfrontalen Kortex.

Kapitel 2: Wer seine Muskeln stärkt, wird nicht krank

Keine Zivilisationskrankheiten mehr trotz Fettzufuhr

Die meisten Zivilisationskrankheiten haben etwas mit Fett zu tun. Wenn Fett und Stress zusammenkommen, entwickelt sich unser Befinden im Allgemeinen in Richtung Krankheit. Weil diese beiden Faktoren heutzutage jedoch überhandnehmen, nehmen die Zivilisationskrankheiten zu. In der Natur gibt es außer dem Menschen, den Haustieren und den Tieren im Zoo kein Lebewesen, das an Überfütterung stirbt. Weil Haus- und Zootiere unter der Kontrolle des Menschen stehen, ist ihre Überfütterung ausschließlich die Schuld des Menschen. Der Mensch hat das instinktive Verlangen, leckere Sachen zu essen, auch wenn er das später oft bereut. Obwohl er sich sagt: »Ich weiß wohl, dass ...«, ändert er seine schlechten Essgewohnheiten nicht. Leckere Nahrung ist fast ausnahmslos fetthaltig. Übertrieben gesagt sterben wir meist an Fettvergiftung.

Was können wir tun, um nicht zum Opfer der Fettvergiftung zu werden? Gewöhnlich hört man auf diese Frage den Ratschlag: »Man sollte kein Fett zu sich nehmen.« Wenn das so einfach wäre, hätten wir keine Probleme. Doch weil wir das nicht schaffen, jammern wir nur und machen weiter wie bisher. Ich bin der Meinung, dass wir die Lust auf Fettes anerkennen sollten, und zwar deshalb, weil wir uns gut fühlen, wenn wir etwas Leckeres essen, und wenn wir uns gut fühlen, werden Glückshormone ausgeschieden. Es ist nicht von Vorteil, auf etwas zu verzichten, was man gern essen möchte, denn das führt zu Stress, und der beschleunigt wiederum den Alterungsprozess und die Entstehung von chronischen Krankheiten.

Auf die Frage, was wir gegen die Risiken der Überfettung tun können, lautet mein Rat: kräftige Muskeln aufbauen und dafür sorgen, dass sie erhalten bleiben. Der Grund für diesen Rat ist, dass wir Fett vollständig zu Kohlensäure und Wasser verbrennen, wenn wir genügend Muskeln haben und uns genug Sauerstoff zur Verfügung steht. Das heißt, wenn unsere Muskelmasse stimmt, besteht keine Gefahr von Fettschäden. Die Tatsache, dass wir in mittlerem Alter dick und krank werden, hängt damit zusammen, dass unsere Muskelmasse abnimmt. Muskeln sorgen nicht nur für gute Körperformen, sondern sie haben vor allem die Aufgabe, den Körper zu bewegen. Aber eine weitere wichtige Aufgabe besteht darin, den Blutkreislauf zu unterstützen.

Wie wir alle wissen, wirkt das Herz als eine Art Pumpe, die den ganzen Körper mit Blut versorgt. Nachdem jede Zelle mit Nährstoffen und Energie versorgt wurde, nimmt das Blut die Abfallstoffe auf und fließt als venöses

Blut wieder zurück zum Herzen. Um das zu bewerkstelligen, sind die Muskeln des ganzen Körpers notwendig, und deshalb werden die Muskeln auch als »zweites Herz« bezeichnet. Mit anderen Worten bedeutet das, dass der Blutkreislauf gemeinsam vom Herzen und allen Muskeln in Gang gehalten wird. Wenn nun die Muskelmasse abnimmt, funktioniert der Blutkreislauf nicht mehr so gut, und das kann zu verschiedenen Beschwerden führen.

Ob die Muskeln abgenommen haben oder nicht, kann man ganz einfach erkennen, wenn man seinen Bauch betrachtet. Wenn sich der Bauch nach vorn wölbt, beweist das nicht nur, dass sich Fett abzulagern beginnt, sondern auch, dass die Muskelmasse abnimmt, und daraus können wir schließen, dass auch der Blutkreislauf schlechter wird.

Der Bauch ist ein Hohlraum, in dem unsere inneren Organe Platz finden und in dem sich auch leicht Fett ablagert. Fett sammelt sich zwar ebenfalls unter der Haut an, doch in erster Linie geschieht das in der Bauchhöhle. Wenn man also seinen Bauch betrachtet, kann man auf einen Blick erkennen, wie es mit den Fettablagerungen steht. Offen gesagt, ist davon auszugehen, dass Gehirnzellen in erheblichem Maße absterben, wenn der Bauch zur Kugel wird. Daran lässt sich auch ganz einfach erkennen, wie weit die Alterung fortgeschritten und wie hoch das Risiko von chronischen Krankheiten ist.

Leistungssport nur bis 25

Was können wir tun, wenn sich der Bauch gerundet hat? Weil gleichzeitig die Muskeln abgenommen haben, sollten wir wieder Muskeln aufbauen. Dabei kommt es aber zu Problemen, weil Energie verbraucht wird und toxischer aktiver Sauerstoff entsteht. Deshalb ist es notwendig, diesen zu neutralisieren.

Da wir in jungen Jahren bis zum Alter von 25 genügend Superoxiddismutase (SOD) erzeugen, um der Vergiftung durch aktiven Sauerstoff (freie Radikale) zu begegnen, können wir in dieser Lebensphase seine Wirkungen vollständig neutralisieren. Ab 25, das heißt, wenn die Entwicklung unseres Gehirns abgeschlossen ist, hört jedoch aus unerfindlichen Gründen die Speicherung von SOD in unserem Organismus plötzlich auf. Deshalb ist es besser, schon vorher, während sich unser Gehirn noch entwickelt, den Körper zu trainieren und Muskeln aufzubauen. Denn in jüngeren Jahren schadet es nicht, wenn man kräftig trainiert und dabei aktiven Sauerstoff produziert. Es empfiehlt sich also, in dieser Zeit Muskeln aufzubauen und später dafür zu sorgen, dass sie nicht abnehmen.

Allerdings ist es falsch zu glauben, man könne den Körper überhaupt nicht mehr trainieren, wenn die Entwicklung des Gehirns abgeschlossen ist. Denn um die Schäden durch aktiven Sauerstoff zu neutralisieren und das Gehirn jung zu erhalten, genügt es, reichlich Glückshormone auszuscheiden. Nach dem 25. Lebensjahr sollten wir also heftige sportliche Betätigung möglichst meiden und lieber locker trainieren, um Fett zu verbrennen und reichlich Glückshormone freizusetzen.

Es ist jedoch nicht immer so einfach, diese Neutralisierungsvorgänge im Gleichgewicht zu halten, da unser Denkorgan erstaunlich schwach und anfällig ist. Auf den gesamten Körper bezogen, ist das Gehirn ein relativ kleines Organ, aber sein Energieverbrauch ist enorm. Wie bereits erwähnt, beläuft sich sein Sauerstoffbedarf auf zwanzig Prozent unseres Gesamtbedarfs. Da eine reibungslose Versorgung mit der entsprechenden Menge Sauerstoff notwendig ist, hat eine Unterbrechung der Sauerstoffzufuhr zuallererst direkten Einfluss auf unsere Gehirntätigkeit. Wenn die Sauerstoffversorgung des Gehirns aufhört, lebt es nur noch drei Minuten, und der Hirntod tritt ein, obwohl die anderen Organe nach dieser Zeit noch weiterleben können. Weil unser Gehirn so fragil ist, ist es im Unterschied zu anderen Körperteilen eine ernste Angelegenheit, wenn die Adern im Gehirn schlecht durchblutet werden. Deshalb habe ich auch in Kapitel 1 nachdrücklich vor der Wirkung der Stresshormone gewarnt, weil ich die Risiken kenne, wenn die Blutgefäße sich durch die Ausschüttung von Noradrenalin und Adrenalin verengen und so das Fließen des Blutes behindert wird.

Noradrenalin und Adrenalin sind meines Wissens diejenigen Substanzen, welche die stärkste Verengung der

Blutgefäße verursachen. Wenn sie in Mengen freigesetzt werden, führt das nicht nur zur Verengung, sondern auch zur Verstopfung der Adern. Diesen Mechanismus möchte ich im Folgenden erklären. Wenn die Adern sich verengen, kann als Erstes das Blut nicht mehr ungehindert fließen und die Sauerstoffversorgung nimmt ab. Wenn nicht mehr ausreichend Sauerstoff vorhanden ist, werden Blutplättchen und andere Bestandteile des Blutes zerstört. Aus den zerstörten Blutplättchen bilden sich Blutgerinnsel, welche die Adern verstopfen.

Auch Fett sammelt sich vorzugsweise in den Adern an. Doch solange das Blut ungehindert fließt, lagert es sich nur ganz selten ab. Deshalb kann man sagen, dass die Verengung der Blutgefäße die Wurzel allen Übels ist, die zur Verstopfung der Adern führt. Die Blockade großer Adern führt zum Schlaganfall, aber davor kommt es unweigerlich zur Verstopfung der kleineren Blutgefäße. Zellen in der Umgebung verstopfter Adern sterben rasch ab – das ist der Anfang von Demenz. Man nimmt an, dass in unserem Gehirn ab Mitte dreißig täglich etwa 100 000 Gehirnzellen absterben.

Die Zahl 100 000 erscheint ziemlich groß, doch gibt es dabei individuelle Unterschiede, und wenn man das Gehirn jung erhält, lässt sich der Verlust an Gehirnzellen erheblich reduzieren. Ursprünglich ist der menschliche Organismus so angelegt, dass er bis ins hohe Alter von 120 oder 125 Jahren aktiv und fit bleiben kann. Wenn man sich bemüht, seine ursprünglichen Köperfunktionen gesund zu erhalten, braucht man sich keine Sorgen um sein Gehirn zu machen.

Das Wichtigste ist dabei der Muskelaufbau. Wie bereits erwähnt, brauchen wir große Mengen Energie, wenn wir durch Bewegung Muskeln aufbauen wollen. Dabei entsteht auch aktiver Sauerstoff. Das Problem besteht nun darin, wie wir durch sportliche Betätigung Muskeln aufbauen können, während wir die Schäden durch aktiven Sauerstoff möglichst gering halten. Deshalb halte ich es für notwendig, noch etwas genauer zu erklären, wie es zur Bildung von aktivem Sauerstoff kommt. Wichtig ist dabei die Erkenntnis, dass große Mengen von aktivem Sauerstoff gebildet werden, wenn das Blut nach einem momentanen Stau wieder normal zu fließen beginnt.

Die Kapillargefäße sind gerade weit genug, dass ein einzelnes Blutkörperchen passieren kann. Wenn nun Noradrenalin und Adrenalin ausgeschüttet werden, ziehen sich die Adern stark zusammen, und einen Augenblick lang kommt das Blut zum Stillstand. Weil das Blut aber vom Herzen aus mit einem relativ hohen Druck durch die Adern gepumpt wird, beginnt es gleich darauf wieder zu fließen. In diesem Moment entsteht reichlich aktiver Sauerstoff.

Was die Auswirkungen des aktiven Sauerstoffs angeht, so greift er in erster Linie die Zellen an und beschädigt die Gene. Je nachdem, welche Stellen betroffen sind, kann das auch zur Entstehung von Krebs führen. Selbst wenn die Gene unbeschädigt bleiben, kann es doch zu

Verletzungen der Gefäßwand und Entzündungen kommen. Deshalb sollte das Blut stets ungehindert und gleichmäßig wie ein Bach im Frühling fließen. Die Tatsache, dass zornige Menschen kurzlebig sind, während heitere Menschen lange leben, hängt mit der unterschiedlichen Verengung der Blutgefäße zusammen.

Nach dem Sport nicht plötzlich aufhören

Um das ungehinderte Fließen des Blutes auf Dauer zu sichern, ist es notwendig, kräftige Muskeln aufzubauen. Zu diesem Zweck sollte man sich sportlich betätigen. Um dabei die Schäden durch aktiven Sauerstoff gering zu halten, ist es zu empfehlen, nach dem Sport nicht plötzlich aufzuhören. Das möchte ich am Beispiel von Sex verständlich machen, auch wenn dieses Beispiel nicht gut gewählt sein mag. Wie wir alle wissen, ist Sex eine ziemlich anstrengende Art von körperlicher Aktivität. Je heftiger die sportliche Betätigung ist, desto mehr aktiver Sauerstoff wird produziert.

Abgesehen von individuellen Unterschieden, ist Sex aber auch eine Aktivität, bei der eine Menge Glückshormone freigesetzt werden. Weil wir uns dabei immer besser fühlen, wird diese Aktivität unbewusst immer heftiger. Die Freisetzung von Glückshormonen ist gut für den Organismus. Von alters her hört man die These, Sex sei gut für die Schönheit und die Gesundheit, was allerdings von ernsthafteren Zeitgenossen bestritten wird. Weil aber beim Sex reichlich Glückshormone gebildet werden, kann man die These nicht einfach als Volksmeinung abtun. Die Begierde zu befriedigen und das Gehirn zu erfreuen, tut sowohl dem Körper als auch der Seele gut. Ein Problem entsteht aber, wenn man eine heftige körperliche Aktivität, bei der mehr Blut durch unsere Adern fließt, plötzlich beendet, denn dann kommt es im Blutkreislauf, der bis dahin normal funktionierte, zu einem Mangel an Sauerstoff.

Beim Sex wird ebenso wie bei einer sportlichen Betätigung sehr viel Sauerstoff verbraucht. Wenn man zum Beispiel hundert Meter in vollem Tempo läuft, kommt man völlig außer Atem im Ziel an. Das bedeutet, dass man die Versorgung mit dem beim Laufen verbrauchten Sauerstoff schnell wieder normalisieren muss, und das funktioniert nur, wenn man nach dem Laufen nicht plötzlich stehen bleibt oder sich hinlegt. Bei abrupter Inaktivität entsteht nämlich eine Menge aktiver Sauerstoff, und das bedeutet, dass es umso gefährlicher ist, plötzlich aufzuhören, je heftiger die körperliche Aktivität war. Deshalb ist es nicht gut, sich nach dem Sex gleich den Rücken zuzudrehen und einzuschlafen. Besser wäre es zum Beispiel, aufzustehen und im Zimmer herumzugehen oder ein Bad zu nehmen. Es ist wirklich schlecht für die Gesundheit, sich unmittelbar nach dem Sex nicht mehr zu bewegen. Ideal wäre es, anschließend zusammen Qigong zu üben oder einen Spaziergang zu machen.

Im Profibaseball soll es Werfer geben, die am Tag nach einem Spiel so erschöpft sind, dass sie die Schultern nicht mehr heben können. Dazu kann es kommen, weil diese Sportler nach dem Wettkampf ohne Übergang einfach aufgehört haben. Wenn man nach der harten Anstrengung ein leichtes Wurftraining einlegt und den Blutkreislauf dabei allmählich beruhigt, sollte eigentlich kein so starkes Gefühl der Erschöpfung zurückbleiben.

Dasselbe gilt auch für Personen, die am Tag nach dem Sex ermüdet sind. Denn wenn sie nach dem Sex gleich in die Kissen sinken und einschlafen, nehmen sie die Erschöpfung mit in den nächsten Tag.

Was ermüdet ist, sind aber nicht allein die benutzten Muskeln, das Gehirn ist genauso erschöpft. Wie beim Sport gilt auch beim Sex, dass das am nächsten Tag bestehende Gefühl der Erschöpfung durch einen leichten Einsatz der Muskeln abgemildert werden kann.

Nach intensiver körperlicher Betätigung und sportlichen Aktivitäten ist in jedem Fall zu empfehlen, nicht plötzlich aufzuhören. Das ist ein probates Mittel, um Schäden durch aktiven Sauerstoff zu vermeiden und die Muskeln nachhaltig zu stärken. Wer sich daran hält, profitiert sowohl körperlich als auch mental voll von seinem Training.

Extremes Training bringt hundert Nachteile

Nach diesen Ausführungen zum Thema Sport und Bewegung möchte ich nun etwas über die Vorteile und Nachteile extremer körperlicher Belastung sagen. Dazu gehören auch asketische Praktiken, sei es aus religiösen Motiven oder zur persönlichen Abhärtung, wie zum Beispiel sich unter einen eiskalten Wasserfall stellen oder sich bei extremer Kälte in die Berge zurückziehen. Auch im Leistungssport muss ein enormes Pensum absolviert werden. Natürlich gibt es auch seelisch ungemein harte Praktiken, bei denen sich die körperliche Belastung aber in Grenzen hält.

Bei allen extremen Disziplinen stellt sich die Frage, ob sie für den Praktizierenden wirklich etwas Gutes oder eher etwas Schlechtes sind. Bevor ich auf diese Frage eingehe, möchte ich über meine persönlichen Erfahrungen berichten, denn in meiner Kindheit wurde ich zu extrem hartem Training und asketischen Praktiken gezwungen. Dabei machte ich viele Erfahrungen, die normalen Menschen erspart bleiben.

In der Einleitung habe ich kurz erwähnt, dass ich aus einer Familie stamme, in der seit vielen Generationen östliche Heilkunst praktiziert wurde. Als Erben dieser Tradition wurde mir eine besonders harte Schulung auferlegt, ähnlich wie es früher bei den Nachfolgern von Königen üblich war. Weil ich erst fünf oder sechs Jahre alt war, sind dabei reichlich Tränen geflossen.

Ohne zu begreifen, was man da mit mir anstellte, wurde ich zum Beispiel einen ganzen Tag an einen Baum gefesselt oder in der Nacht in die Berge geschickt, um die Sterne zu beobachten. Unter einem Wasserfall stehen zu müssen war schon fast normal, aber oft genug kam es so weit, dass ich glaubte, die Besinnung zu verlieren. Bei einem derart harten Training fühlt man sich so elend und gepeinigt, dass einem zum Sterben zumute ist. Dabei werden Noradrenalin und Adrenalin freigesetzt, und es entsteht eine Menge aktiver Sauerstoff. Sie werden sich natürlich fragen, warum man ein solches Risiko auf sich nimmt. Letztlich handelt es sich dabei um Praktiken, durch die man bis an seine Grenzen geführt wird und lernen soll, sie zu überschreiten.

Wenn man über längere Zeit solche qualvollen Grenzerfahrungen macht, schlagen sie in einer Art Reflexreaktion in Freude um. Dann werden selbst bei härtesten Belastungen Glückshormone freigesetzt, und der Praktizierende empfindet Glücksgefühle. Diese Erfahrungen werden im genetischen Gedächtnis der DNS und RNS gespeichert.

Bei der Disziplin des Fastens geht es beispielsweise darum, den Hungerinstinkt zu überwinden, und das ist zunächst ziemlich unangenehm. Mich selbst ließ man schon im Alter von fünf oder sechs Jahren fasten, und während meiner Grundschulzeit musste ich oft genug eine ganze Woche lang fasten. Dabei durfte ich nur Wasser trinken und bekam nichts zu essen. Mein Bauch war leer, mein Bewusstsein getrübt. In diesem Zustand flüsterte mir mein Großvater verschiedene Formeln ins Ohr. Das besänftigte mich, und seine Worte konnten mir tief ins Herz dringen. In diesen Momenten durchströmte mich ein ungeheures Glücksgefühl.

Normale Menschen werden wohl kaum so hart trainieren. Dank dieser Schulung konnte ich große Ausdauer und Willenskraft erwerben. Doch wenn man mich jetzt fragte, ob ich solche Praktiken empfehlen würde, würde ich das entschieden verneinen. Das hängt damit zusammen, dass man früher nichts von Glückshormonen wusste. Damals wusste man lediglich, dass jenseits solcher Extremzustände eine Sphäre existiert, in welcher der Mensch euphorische und ekstatische Glücksgefühle erfährt. Wer diese Welt erfahren hat, wird keine Schwäche mehr zeigen, wenn er das nächste Mal in ähnliche Extremsituationen gerät. Vielmehr wird er die nötige Willenskraft entwickeln, um sie aktiv zu bewältigen. Dies war aus Erfahrung bekannt, und daher hat man solche Methoden benutzt, um Körper und Geist des Menschen zu schulen und abzuhärten.

Was das richtige Verhalten bei solchen Praktiken angeht, so kommt es vor allem darauf an, den unangenehmen Zustand, in den man da geraten ist, in positiver Haltung anzunehmen. Wenn man dabei negativ reagiert, werden nicht nur Noradrenalin und Adrenalin freigesetzt, sondern unweigerlich wird auch aktiver Sauerstoff gebildet. Deshalb sind derartige Praktiken so gefährlich.

Ich selbst habe als Kind zunächst negativ reagiert. Aber die Mitglieder meiner Familie hatten über Generationen hinweg entsprechende Erfahrungen gesammelt, und deshalb muss es auch in meinen Genen gewisse Spuren davon gegeben haben. Außerdem war da noch mein Großvater, der die entscheidenden Kunstgriffe kannte und meine Schulung geschickt lenkte. Deshalb konnte ich alle Hürden bewältigen. Wenn wir uns dabei ungeschickt verhalten hätten, hätte meine Schulung sicher zu negativen Ergebnissen geführt.

Heutzutage sind die japanischen Kinder verweichlicht. Es wäre sicher besser, wenn sie bei gemeinsamen Unternehmungen wie Klassenfahrten oder Schulsportwochen Erfahrungen mit einfachem Essen und primitiven Lebensbedingungen machen könnten. Wenn dies in der Wachstumsphase des Gehirns geschieht, ist bestimmt mit guten Ergebnissen zu rechnen. Weil sich das Gehirn bis zum Alter von zehn Jahren schon fast vollständig ausgebildet hat, sollten die Kinder möglichst früh mit den prägenden Erfahrungen konfrontiert werden. Dabei gelten drei, fünf, sieben und zehn Jahre als wichtige Alters- und Entwicklungsstufen. So feiert man in Japan am 15. November jedes Jahres *Shichi-go-san* (7–5–3), das aus dem alten China überlieferte Fest für die sieben-, fünf- und dreijährigen Kinder. Dieser Brauch hängt sicher mit dem Wissen um die Bedeutung dieser Altersstufen zusammen.

Kurz gesagt sind das also die Fakten, die den Sinn extremer Belastungen ausmachen. Da wir heutzutage die Wirkungsweise der Glückshormone kennen, können wir auf solche drastischen und riskanten Mittel verzichten. Es genügt völlig, sich die entsprechenden Kenntnisse über Glückshormone gut anzueignen und in die Praxis umzusetzen. Um es in den Worten des bereits erwähnten Wirtschaftsberaters Yukio Funai auf den Punkt zu bringen: Es reicht aus, wenn Sie »Bejahung, Dankbarkeit, Liebe und positives Denken« in die Tat umsetzen.

Folglich handelt es sich bei den in Japan sehr beliebten Crashkursen für Firmenangestellte oder dem harten Training für Wettkampfathleten um Methoden, die heute kaum mehr zu empfehlen sind. Für Menschen, die in einer von Wohlstand gesegneten Gesellschaft aufgewachsen sind, bringen plötzliche rigorose Belastungen, die ihnen von Leuten ohne das entsprechende Know-how aufgezwungen werden, mehr Schaden als Nutzen.

Über dreißig ist Stretching ideal

In jungen Jahren kann man noch intensiv Sport treiben, aber über dreißig hinaus ist Leistungssport eher schädlich. Was kann man über dreißig tun, um Muskeln aufzubauen? Am besten sind gymnastische Übungen wie zum Beispiel Stretching. Stretching ist sinnvoll, weil dabei gewöhnlich vernachlässigte Muskeln benutzt werden.

In den Muskeln gibt es die sogenannten myotonischen Fasern, die mit dem optischen Thalamus im Gehirn in Verbindung stehen. Wenn diese Muskelfasern stimuliert werden, werden Glückshormone ausgeschüttet, und wir fühlen uns gut. Dass Leute beim Sport von Glücksgefühlen erfüllt werden, hängt damit zusammen, dass die entsprechenden Muskeln eingesetzt werden.

Wenn man die Muskeln stark dehnt, hat das noch weitere positive Wirkungen, denn dadurch wird die Durchblutung der Knochen angeregt. Es mag Ihnen seltsam erscheinen, dass durch Muskeldehnung die Durchblutung in den Knochen verbessert wird. Stellen Sie sich einmal vor, Sie hätten einen Bambuszylinder vor sich liegen, der an der runden Oberfläche etliche Löcher hat. Diesen Bambuszylinder umwickeln Sie zuerst mit einem nassen Handtuch und stecken ihn dann in eine Plastiktüte. Anschließend drücken Sie ihn fest mit beiden Händen. Dabei fließt natürlich durch die Löcher Wasser ins Innere des Zylinders.

Die Dehnung der myotonischen Fasern hat dieselbe Wirkung auf Blut und Knochen und sorgt so dafür, dass mehr Blut in die Knochen fließt und die Alterung der Knochen verhindert. Besonders wirksam ist das bei Knochenproblemen wie Osteoporose.

Stretching ist eine Form des Trainings, bei dem die Gelenke kaum bewegt werden, die Muskelspannung aber möglichst stark erhöht wird. Im Grunde handelt es sich dabei um eine Art von Aufwärmübung. Wie in

Abbildung 6 zu sehen, umfasst das von mir empfohlene Stretchingprogramm 14 verschiedene Übungen. Am Ende dieses Kapitels werde ich Ihnen eine Auswahl der besten Übungen aus diesem Programm mit genauen Übungsanweisungen vorstellen.

Nach Beendigung der Stretchingübungen kann man mit dem richtigen Muskeltraining, das heißt dem Powertraining, beginnen, denn Muskeln bilden sich nur, wenn sie einer erhöhten Belastung ausgesetzt werden. Welche Geräte Sie für das Powertraining verwenden, spielt keine Rolle. Entscheidend ist die richtige Belastung der Muskeln.

Natürlich gibt es dafür ein geeignetes Maß, denn wenn wir die Muskeln nicht richtig belasten, ist das Training wirkungslos. Wenn wir dagegen die Muskeln zu stark belasten, werden die Schäden durch aktiven Sauerstoff bzw. freie Radikale zum Problem. Zur Berechnung der richtigen Belastung gibt es eine feste Formel, die sich nach Alter und Geschlecht des Übenden richtet:

maximale Pulsfrequenz bei Männern = 209 – 0,69 x Alter
maximale Pulsfrequenz bei Frauen = 205 – 0,75 x Alter

Mit dieser Formel lässt sich, differenziert nach Geschlecht und Alter, die maximale Pulsfrequenz berechnen; ideal ist es, beim Sport etwa 75 Prozent dieser Pulsfrequenz als Zielpuls einzuhalten *(s. Tab. 6)*.

Abb. 6.1 bis 6.14: Stretchingprogramm

Achten Sie beim Stretching auf folgende Punkte:
- nicht übertreiben;
- immer ruhig und locker bleiben;
- normal atmen;
- nur so weit dehnen, wie es noch angenehm ist;
- etwa zwanzig Sekunden gedehnt lassen, dann entspannen.

6.1

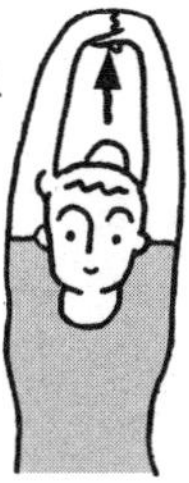

6.2

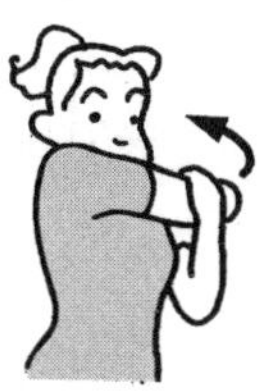

6.3

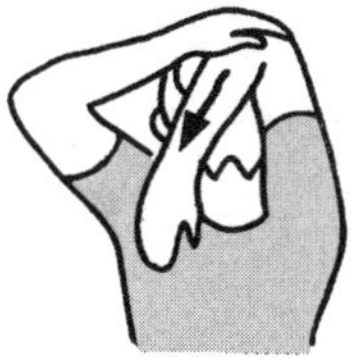

6.4

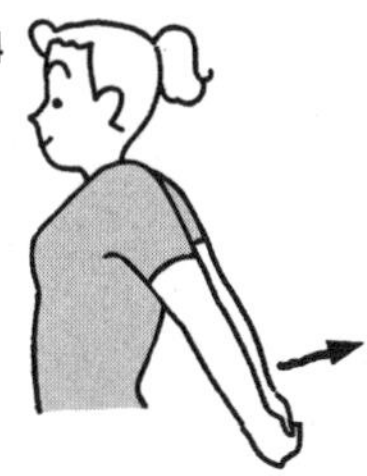

6.5

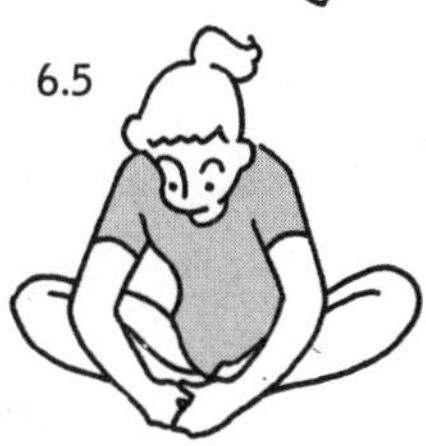

6.6

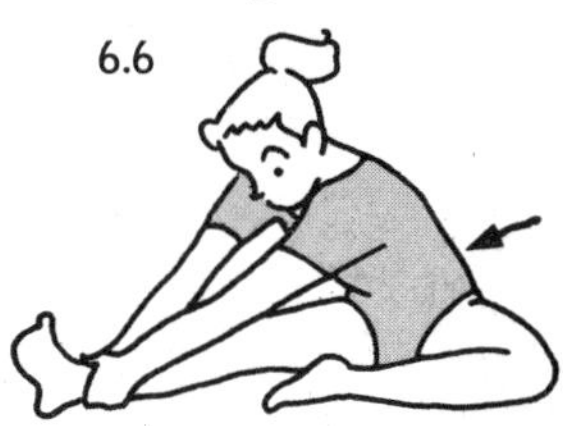

6.7

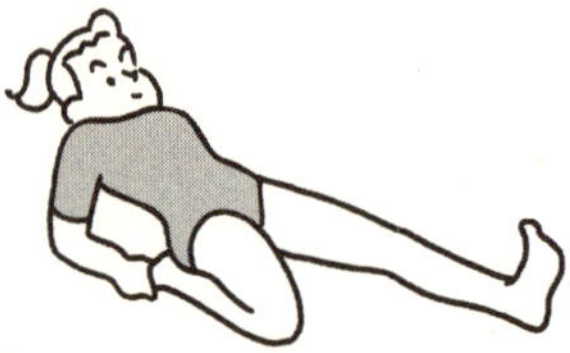

6.8

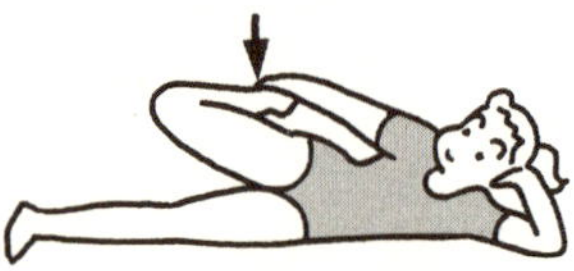

6.9

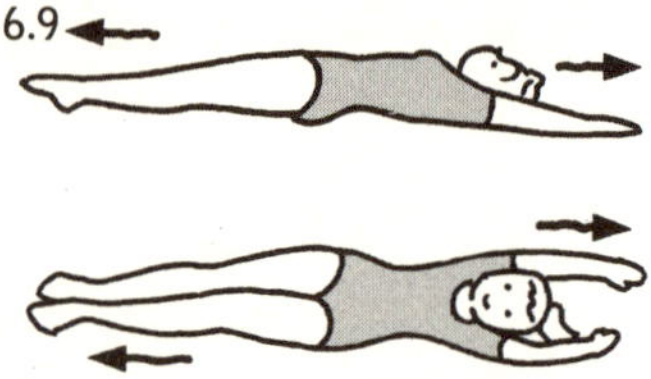

6.10

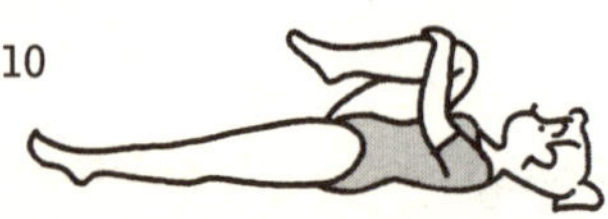

6.11

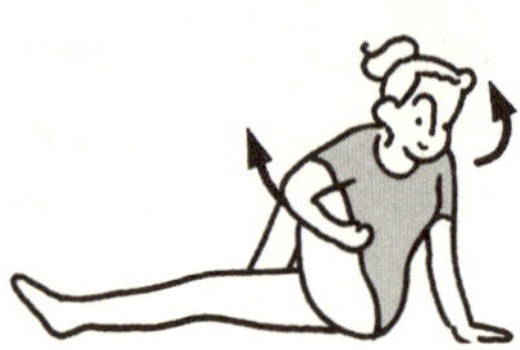

6.12

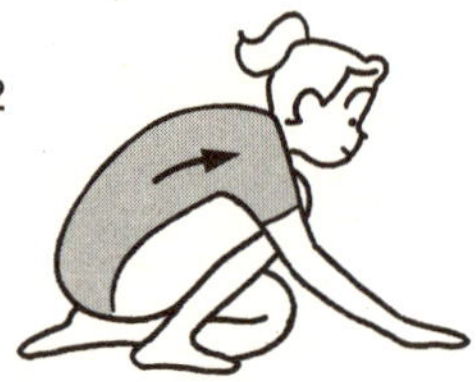

6.13

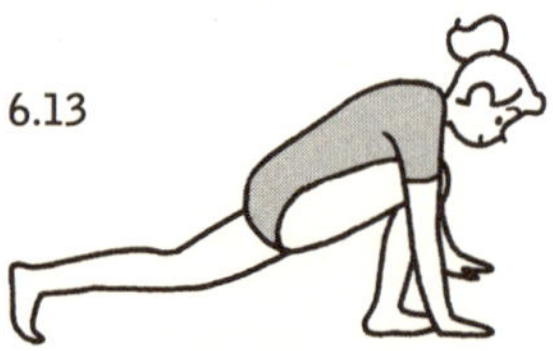

6.14

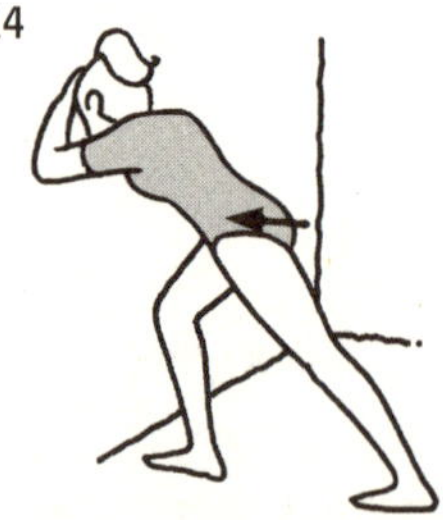

Tab. 6: Maximaler Puls und Zielpuls in Bezug auf das Lebensalter

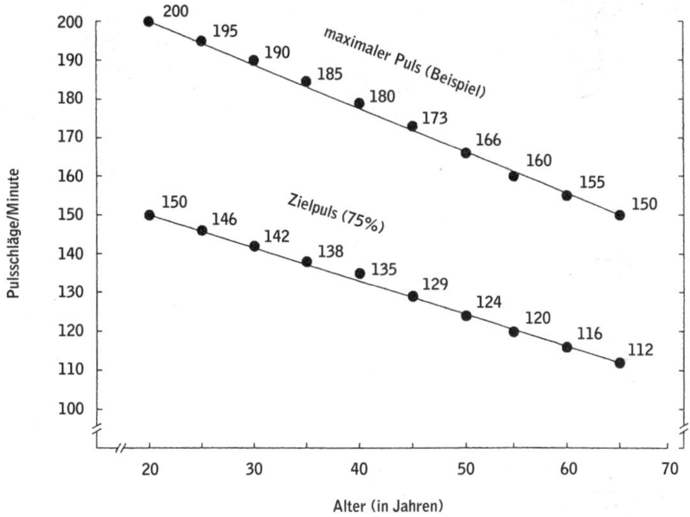

Mit zunehmendem Alter nimmt der maximale Puls ab. Dementsprechend muss auch der Zielpuls berechnet werden.

Bei stärkerer Belastung wächst zwar die Muskelmasse, doch führt das letztlich dazu, dass der Übende durch aktiven Sauerstoff vergiftet und geschädigt wird. Der Zweck des Muskeltrainings besteht darin, die Durchblutung zu verbessern und Schäden durch Fettablagerungen zu vermeiden. Dieses Ziel sollten wir nicht aus den Augen verlieren.

Wer die rechte Gehirnhälfte benutzt, lebt länger

Leistungssportler sehen auf den ersten Blick robust aus und scheinen gesünder zu sein als normale Menschen. Auch die antrainierten Muskelpakete bieten einen schönen Anblick. Diese Athleten haben ihren Körper durch hartes Training geformt. Doch man sollte auch bedenken, dass es bei extremem Training unweigerlich zu Schäden durch aktiven Sauerstoff kommt.

Sportärzte wissen, dass Athleten äußerlich zwar kräftig aussehen, für ihre Leistung aber oft mit ihrer Gesundheit bezahlen. Zum Beweis kann man anführen, dass gewöhnliche Menschen meist bis zum Rentenalter arbeiten, obwohl viele von ihnen ziemlich anstrengende Tätigkeiten ausüben. Dagegen wird man keinen Profisportler finden, der bis zum Rentenalter aktiv bleibt.

So gelten Baseballprofis über dreißig schon als Veteranen, und aktive Spieler über vierzig sind äußerst selten. Die beste Zeit für Marathonläufer ist zwischen zwanzig und dreißig, während man über vierzig eher aufhören sollte. Auch Sumoringer sind im Allgemeinen in den Zwanzigern am stärksten. Im Vergleich zu gewöhnlichen Sterblichen leiden Leistungssportler häufiger unter gesundheitlichen Schäden und haben eine kürzere Lebenserwartung. Natürlich geht es den Sportlern in erster Linie um Ruhm und Geld, und dafür sind sie auch bereit zu leiden. Wenn jedoch gewöhnliche Menschen das nachahmen wollen, ist das der reine Wahnsinn.

In jüngster Zeit ist Marathon zum Volkssport geworden, und immer mehr Menschen nehmen daran teil. Wenn die Betroffenen körperliche Opfer in Kauf nehmen, weil sie den Laufsport lieben, ist das in Ordnung. Falls sie das aber lediglich für ihre Gesundheit tun wollen, möchte ich ihnen davon abraten. Denn Amateurmarathon hat hundert Nachteile, aber keinen Nutzen. Da sind zum Beispiel Marathonläuferinnen, die dadurch ihre jugendliche Energie verbrennen. Vielleicht haben sie sich für diesen Sport entschieden, weil sie etwas Besonderes aus ihrem Leben machen wollten. Doch das, was gewöhnlich als Lebensglück einer Frau gilt, dürfte dann für sie kaum mehr zu verwirklichen sein. Denn Profisportlerinnen leiden meistens unter Menstruationsstörungen, und viele von ihnen sind unfruchtbar, auch wenn die Menstruation noch normal funktioniert. Ei und Sperma sind für Schäden durch aktiven Sauerstoff besonders anfällig. Extremsportlerinnen können im Allgemeinen keine Kinder bekommen, und selbst wenn sie Kinder gebären, ist die Gefahr von Missbildungen relativ groß. Ebenso gibt es unter den männlichen Hochleistungssportlern viele, die keine gesunden Spermazellen mehr produzieren.

Aus Tabelle 7, die den Zusammenhang zwischen Beruf und voraussichtlicher Lebensdauer veranschaulicht, geht klar hervor, dass übertriebene sportliche Betätigung nicht gesund ist. Es lässt sich deutlich erkennen, dass Menschen aus dem Bereich des Profisports keine

Tab. 7: Zusammenhang zwischen Beruf und Lebenserwartung

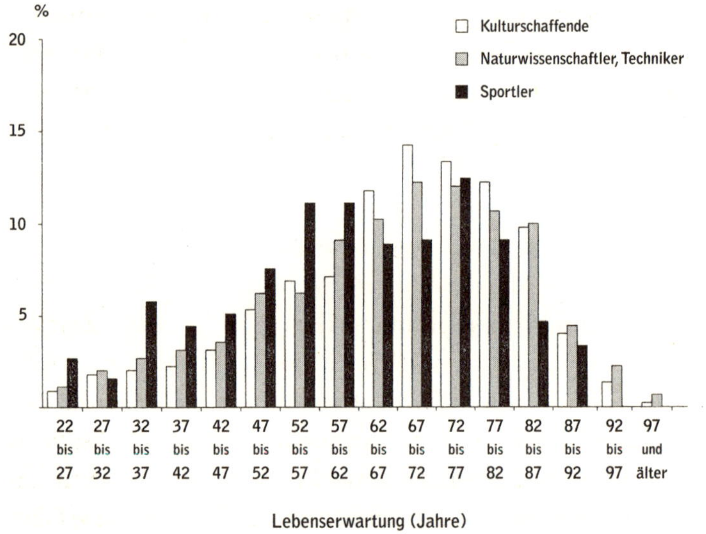

sehr hohe Lebenserwartung haben. Doch die bedauerliche Tatsache, dass solche Menschen früher sterben, obwohl sie ihren Körper abhärten und sich starke Muskeln antrainieren, beweist, wie groß die Schäden durch aktiven Sauerstoff sind.

Menschen, die im Kulturbereich arbeiten, haben im Vergleich zu denen im naturwissenschaftlich-technischen Bereich eine etwas höhere Lebenserwartung. Das mag damit zusammenhängen, dass in Naturwissenschaft und Technik der logisch-rationale Verstand und damit vor allem die linke Gehirnhälfte eingesetzt wird. Glückshormone werden jedoch vorwiegend von der rechten Hemisphäre ausgeschüttet. Deshalb leben »Kulturarbeiter«, die vor allem diese Gehirnhälfte benutzen, am längsten. Um lange und gesund leben zu können, ist es schlecht, wenn man schwache Muskeln hat, aber übermäßiger Muskelgebrauch ist noch schlechter.

Muskelaufbau und Fettverbrennung

Der Wunsch abzunehmen scheint in jüngster Zeit bei Männern und Frauen gleichermaßen verbreitet zu sein. Diese Tendenz ist zu begrüßen, wenn man bedenkt, dass Übergewicht eine der Hauptursachen von Zivilisationskrankheiten ist. Doch herrscht in diesem Zusammenhang ein großes Missverständnis, nämlich der naive Glaube, dass durch Sport Fett abgebaut wird. In Wahrheit ist es so, dass in unserem Körper kaum Fett verbrannt wird, auch wenn wir noch so hart trainieren. Dagegen wird Fett verbrannt, wenn wir leicht, aber ausdauernd trainieren. Das heißt, es gibt zwei völlig verschiedene Arten von Muskeltraining, nämlich Training zum Muskelaufbau und Training zur Fettverbrennung.

Training zum Muskelaufbau ist Powertraining, bei dem mit Geräten, Gewichten und Hanteln gearbeitet wird. Dagegen ist leichte, aber lang andauernde Bewegung wie Jogging oder Walking als Training zur Fettverbrennung geeignet. Es ist einfach zu erklären, warum durch heftige Bewegung kein Fett verbrannt wird. Zur Fettverbrennung wird reichlich Sauerstoff benötigt. Weil aber bei hartem Training der Sauerstoff für die Bewegung verbraucht wird, bleibt für die Fettverbrennung nicht mehr genug übrig.

So wird zum Beispiel bei einem Hundertmeterlauf mit vollem Tempo kein bisschen Fett verbrannt. Wenn Sie nicht dick werden wollen, sollten Sie daher beim Training nicht übertreiben. Denn wenn Sie auch noch so hart trainieren, ist die gesundheitliche Wirkung gleich null, und Sie schaden sich obendrein durch aktiven Sauerstoff.

Wenn man richtig atmet und sich längere Zeit locker bewegt, wird der Körper reichlich mit Sauerstoff versorgt und Fett fast vollständig verbrannt. Das beste Training zur Fettverbrennung ist Gehen oder Walking. Bei meinen Patienten steht deshalb täglich ein etwa einstündiger Fußmarsch oder eine Stunde Walking in Begleitung auf dem Programm.

Bei lockerem Sport werden Glückshormone ausgeschüttet. Dadurch wird uns bei dieser Bewegung auch ein angenehmes Gefühl vermittelt. Wenn wir nach einer Mahlzeit eine Weile ruhen und dann etwa eine Stunde Walking machen, wird eine Menge Fett verbrannt, auch wenn wir zu viel gegessen haben sollten. Für ein lockeres Training zum Fettabbau empfehle ich, täglich insgesamt 13 000 Schritte zu gehen. Wenn Sie im Alltag sowieso größere Wege zu Fuß zurücklegen, reicht auch eine entsprechend geringere Schrittzahl.

Ein Problem bei leichtem Sport besteht darin, dass man beim Üben eher nachlässig ist. Obwohl die Betroffenen wissen, dass das Üben gut und wichtig für ihre Gesundheit ist, fällt ihnen regelmäßiges Training ziemlich schwer. Deshalb möchte ich Ihnen empfehlen, sich für das Walking eine Begleitperson zu suchen. Denn die meisten Leute haben doch ziemliche Schwierigkeiten, für sich allein zu trainieren, auch wenn ihnen klar ist, dass es gut für ihre Gesundheit ist. Wenn man zu zweit oder in einer Gruppe übt, macht das Training bekanntermaßen mehr Spaß, und man wird eifriger üben.

Beim Sport werden grundsätzlich große Mengen von aktivem Sauerstoff gebildet. Wie die Statistik zeigt, sterben Menschen, die viel Sport treiben, relativ früh. Bewegung ist aber notwendig, um nicht zum Opfer von Fett zu werden. Zuerst sollten Sie die Muskeln durch Stretching entspannen und dann zum Powertraining übergehen. Anschließend machen Sie etwa eine Stunde lang lockeren Sport, um Fett zu verbrennen. Wenn Sie nach dieser Empfehlung üben, verschwindet überschüssiges Fett, die Durchblutung wird verbessert, und Sie bleiben von Zivilisationskrankheiten verschont.

Meditation ist ein weiteres wirksames Mittel zur Prävention von Zivilisationskrankheiten. Meditation bildet zusammen mit Qigong einen wichtigen Teil der fernöstlichen Heilkunst. Unabhängig von den aktuellen Beschwerden verordne ich allen meinen Patienten Bewegung und Meditation. Wenn dazu noch Diätmaßnahmen und medizinische Massagen kommen, zeigt sich manchmal eine erstaunliche Besserung bei chronischen Krankheiten.

Im Folgenden möchte ich ein paar Fallbeispiele für Heilerfolge mit diesen therapeutischen Maßnahmen vorstellen. Bei der Meditation lässt sich der Wirkungsgrad feststellen, indem man ein EEG (Elektroenzephalogramm) der Gehirnwellen macht, um vor allem die Alpha-Aktivität zu messen.

Fall 1: Es handelt sich um eine 58-jährige Frau, bei der erhöhte Blutfettwerte und Depression diagnostiziert wurden. Ihr Übergewicht war mit einem BMI (Body Mass Index) von 25 relativ hoch. Der Gesamtcholesterinwert war mit 275 deutlich erhöht (Normwert 120–220). Sie zeigte Symptome von Schlaflosigkeit und Angst. Obwohl es keine konkreten Ursachen gab, klagte sie, dass sie ständig das unsichere Gefühl habe, verfolgt zu werden, unter innerer Unruhe leide und nicht schlafen könne. Ich verordnete ihr mein »Dreierpack« aus Diät, Bewegung und Meditation; dazu kam manchmal noch medizinische Massage.

Die Therapie brachte folgendes Resultat: Ihr Übergewicht sank deutlich und lag im Normbereich; der Cholesterinwert fiel auf 215 und lag damit unter der Obergrenze des Normwertes von 220. Besonders gute Ergebnisse erzielte diese Patientin bei der Meditation. Da sie Blumen über alles liebte, veränderte sich ihr Gesichtsausdruck total, sobald sie Blumen sah. Deshalb ließ ich ihr Videos mit Blumenbildern zeigen, und nachdem sie die Visualisierung von Blumen geübt hatte, ließ ich sie im Meditationsraum meditieren. Nach vielen Sitzungen machte sie von allein so gute Fortschritte, dass sie Blumen visualisieren konnte und ihr Gehirn dabei reichlich Alpha-Wellen aussandte. Ob die mentale Verfassung gut ist oder nicht, lässt sich am besten anhand der Alpha-Wellen beurteilen, deren Anteil an den Gehirnwellen nach einer komplizierten Formel auf einer Skala von eins bis hundert Prozent gemessen werden kann. Bei dieser Frau sind die Werte von anfänglich elf auf zuletzt sechzig Prozent gestiegen. Elf Prozent ist ein Wert, der ziemlich sicher im Krankheitsbereich liegen dürfte, ein Zustand, in dem fast keine Glückshormone ausgeschüttet werden.

Diese Patientin war ständig depressiv, und obwohl sie keine genauen Ursachen dafür angeben konnte, dachte sie immer: »Ich bin der unglücklichste Mensch auf der ganzen Welt.« Das bedeutet, sie war nicht in der Lage, positiv zu denken. Tagsüber war sie immer müde, aber nachts konnte sie nicht schlafen. Da sie auch unter visuellen und akustischen Halluzinationen litt, bestand bei ihr das Risiko einer schweren Geisteskrankheit, wenn man sie nicht behandelte.

Im Gehirn dieser Frau wurde fast kein Dopamin mehr gebildet (das Hormon, das unsere Motivation weckt). Das ließ den Schluss auf eine Vorstufe der Parkinsonschen Krankheit zu. Das Gegenteil dieser Krankheit wäre Schizophrenie, bei der übermäßig viel Dopamin produziert wird. Mit medikamentöser Behandlung lassen sich die oberflächlichen Symptome bessern, aber eine ursächliche Behandlung ist ziemlich schwierig. Obwohl sich dabei körperliche Symptome zeigen, handelt es sich um eine typisch seelische oder psychosomatische Erkrankung. Heutzutage ist es möglich geworden, auch seelische Krankheiten im Hinblick auf die beteiligten Gehirnsubstanzen zu beurteilen. Bei dieser Frau hatte die Ausschüttung des Botenstoffes GABA, des Gegenspielers der Glückshormone, stark zugenommen.

Bei meinen therapeutischen Maßnahmen ging es vor allem darum, die Ausschüttung von Glückshormonen deutlich zu steigern. Sobald sich das auf den gesamten Organismus auswirkt, kann es bei derartigen Beschwerden zu einer Besserung kommen. Eine »große Revolution im Gehirn« bringt bei den meisten Menschen hervorragende Resultate. Leider wollen viele meiner Medizinerkollegen davon nichts wissen.

Durch Meditation ist es möglich, den Kopf von Gedanken zu leeren. Das ist eines der Hauptziele der Meditation. Um diesen Zustand zu erreichen, muss man allerdings fleißig üben. Dabei tauchen normalerweise lauter müßige Gedanken in uns auf, und im Kopf ist von Leerheit nichts zu merken. In diesem Fall ließ ich meine Patientin als Vorstufe zur Meditation eine geliebte und erfreuliche Sache visualisieren. Das führte dazu, dass Glückshormone ausgeschüttet wurden und ihre Stimmung sich aufhellte. Sie lernte, müßige Gedanken durch Visualisierung erfreulicher Dinge zu vertreiben.

Wenn das Gehirn von Gedanken frei ist, erreicht man die Sphäre wahrer Meditation. Aber auch wenn man nicht so weit kommt, kann man die Wirkung der Glückshormone nutzen, um Körper und Seele positiv zu beeinflussen und die Selbstheilungskräfte zu stärken.

Bei angenehmen Vorstellungen entstehen Alpha-Wellen

Fall 2: Die Patientin war mit 46 Jahren noch relativ jung. Sie litt unter schweren Störungen der Leberfunktion. Obwohl sie ziemlich mager war, hatte sie erhöhte Cholesterinwerte und eine Fettleber. Sie hatte sehr wenig Muskeln und viel Fett und gehörte damit zu denen, die keine hohe Lebenserwartung haben und für Krebs prädisponiert sind.

Ihre Therapie war genau dieselbe wie im ersten Fall. Der Gesamtcholesterinwert betrug 273, sank aber nach vierwöchiger ambulanter Behandlung auf 207. Die Leberwerte GOT und GTP betrugen 77 und 88. Sie sanken zuletzt auf 32 und 34. Auch der Leberenzymwert Gamma-GT sank von 32,5 auf 12,3.

Diese Frau liebte Hunde und war glücklich, wenn man sich mit ihr über Hunde unterhielt. Da sie selbst einen Hund hatte, bestellte ich sie in Begleitung ihres Hundes zur Behandlung und sprach mit ihr über ihren Hund. Das machte sie so froh, dass tatsächlich Glückshormone ausgeschüttet wurden.

Ich verordnete ihr morgendliche Spaziergänge mit ihrem Hund und redete darüber mit ihr bei der täglichen Besprechung danach. Dabei erkundigte ich mich immer nach ihrem Befinden und dem ihres Hundes und schickte sie dann in den Meditationsraum, um zu prüfen, wie weit sich ihr Zustand verbessert hatte. Denn bei ihr wirkte der morgendliche Spaziergang mit ihrem Hund als beste Therapie.

Fall 3: Dieser 63-jährige Patient litt an Diabetes und Bluthochdruck. Bei ihm lag der Blutzuckerwert in nüchternem Zustand bei 273. Weil sein Befinden zu Beginn der Behandlung ziemlich schlecht war und auch sein Bewusstsein getrübt zu sein schien, spritzte ich ihm eine Zeit lang Insulin. Später setzte ich die Insulinspritzen ab und verabreichte ihm das Insulin oral. Als sein Blutzuckerwert durch die Insulingaben von 273 auf 126 gefallen war, begann er mit Bewegung und Meditation.

Er hatte früher bei einer Fluggesellschaft gearbeitet und liebte Flugzeuge und das Fliegen. Wenn man sich mit ihm über das Fliegen unterhielt, kamen ihm unweigerlich Erinnerungen an seine aktive Zeit. Deshalb empfahl ich ihm, sich vorzustellen: »Ich bin ein Vogel und fliege hoch durch die Luft!« Da er Flugerfahrung hatte, funktionierte das bei ihm sehr gut, denn er berichtete mir: »Ich sehe den Berg Fuji« oder »Das Wetter ist prima, und ich fühle mich gut«. Nach mehreren Meditationssitzungen brauchte er keine Insulinspritzen oder Tabletten mehr. Der Blutzuckerwert blieb unter dem Wert von 110, und der Blutdruck sank von 170-180 ohne Medikation auf 140-150.

Fall 4: Es handelte sich um einen 43-jährigen Mann, der ebenfalls an Diabetes litt. Seine Krankheit war genetisch bedingt, und er zeigte auch erste Symptome von Gicht. Mit 9,7 war der Harnsäurewert ziemlich hoch. Da dieser Mann sich wegen des Diabetes Sorgen machte, hatte er längere Zeit Jogging gemacht. Doch dann hatte er sich bei einem Unfall eine Knieverletzung zugezogen und konnte nicht mehr laufen. Das hatte zu einer Verschlechterung seines Zustands geführt.

Anfangs behandelte ich ihn mit Insulin. Als er anschließend Diät, Bewegung und Meditation praktizierte, kam er mühelos in einen Alpha-Wellen-Zustand. Bei diesem Mann benutzte ich sein geliebtes Jogging als Zielvorstellung bei der Meditation. Weil er damals wegen seiner Knieverletzung nicht mehr laufen konnte, bereitete ihm die Vorstellung, sein Lauftraining zu absolvieren, große Freude, und es kam regelmäßig zur Bildung von Alpha-

Wellen. Durch die therapeutischen Maßnahmen wurde er in die Lage versetzt, den Blutzuckerwert, der anfangs über 200 gelegen hatte, ohne Medikamente unter 150 und den Harnsäurewert unter 8,0 zu halten.

Bei ihm wurde die Wirkung der Meditation durch Anwendung der Biofeedbacktechnik gesteigert. Im Meditationsraum setzten wir ihm einen Helm mit Elektroden auf den Kopf, um seine Gehirnwellen zu messen. Wenn während der Meditation der Anteil der Alpha-Wellen anstieg, ertönte ein Summen, das ihm diesen Anstieg anzeigte. So konnte er selbst erkennen, bei welchen Gedanken und Empfindungen »gute« Gehirnwellen entstehen.

Östliche Heilkunst ist Wohlfühlmedizin

Wie bereits erwähnt: Die drei Säulen meiner therapeutischen Methode sind Ernährung, Bewegung und Meditation. Dazu kommt noch eine spezielle Form der medizinischen Massage, die von mir selbst entwickelt wurde. Dabei habe ich einige bewährte Techniken der östlichen Heilkunst mit den guten Seiten der westlichen medizinischen Massage kombiniert. Im Folgenden möchte ich meine Methode kurz skizzieren.

Wie gesagt, bin ich der Meinung, dass Verengung und Alterung der Blutgefäße die Hauptursache für Zivilisationskrankheiten sind. Wenn die Blutgefäße schwach werden und verstopfen, entwickeln sich zahlreiche Beschwerden wie Herzkrankheiten, Gehirnschlag, Angina pectoris, Krebs, Gicht und Hypercholesterinämie.

Bei guter Durchblutung kommt es nur selten zu chronischen Krankheiten. Die verschiedenen therapeutischen Maßnahmen wie Muskelaufbau, Fettverbrennung und Harmonisierung der Gehirnwellen durch Meditation dienen vor allem dem Zweck, für eine gute Durchblutung zu sorgen.

Traditionell hat die östliche Medizin die gute Durchblutung zu einem ihrer Hauptanliegen gemacht. Dazu wurden Gesundheitstechniken wie *Shiatsu* und *Qigong* entwickelt. Besonders Qigong, bei dem durch Tiefatmung und gymnastische Bewegungen der Kreislauf von Energie und Blut im Körper verbessert wird, ist äußerst wirkungsvoll bei der Prävention von Zivilisationskrankheiten. Qigong fördert auch die Bildung und Ausschüttung von Glückshormonen. Aber Qigong ist mehr als eine bloße Atemtechnik oder Gymnastik; vielmehr ist es auch eine mentale Technik, die Körper und Geist zur Entspannung und Stille führt. Dadurch kommt es zu einer natürlichen Selbstregulierung und Harmonisierung, oder wie es in China heißt: »Der Übende lernt, den Zustand der ursprünglichen Einheit von Himmel und Erde wiederherzustellen.«

Die Grundlage meiner Massagemethode ist die Shiatsu-Technik. Mithilfe moderner medizinischer Diagnosemethoden wird der Zustand der Durchblutung oder eine lokale Kreislaufstörung genau bestimmt. Der Mensch hat 31 paarig angeordnete Spinalnerven (Rückenmarksnerven). Von den einzelnen Wirbeln des Rückgrats aus breiten sich diese Nervenbahnen durch den ganzen Körper bis zur Peripherie aus. Wenn irgendwo im Körper etwas nicht stimmt, wird das über neuronale Leitungen zum Gehirn gemeldet, auch wenn ein noch so peripherer Körperteil davon betroffen sein mag.

Am menschlichen Körper zählt man traditionell 365 Akupunkturpunkte (jap. *Tsubo*). In der östlichen Medizin werden die Hauptenergiebahnen, welche die Akupunkturpunkte verbinden, als »Meridiane« bezeichnet. Jedem inneren Organ ist ein Meridian mit bestimmten Akupunkturpunkten zugeordnet. Durch Reizung dieser Energiezentren kann man die Durchblutung und den Energiefluss in den zugeordneten Organen anregen. Ferner sind die *Tsubo* über das retikuläre Aktivierungssystem (RAS, ein Koordinationssystem zur Steuerung der Wachheit) mit dem A10-Nerv im Gehirn verbunden. Durch Stimulierung der *Tsubo* wird außerdem die Sekretion von Glückshormonen angeregt.

Durch Massage werden die Bildung von Glückshormonen und die Durchblutung verbessert, und viele Beschwerden heilen dann von selbst. Es entspricht der Auffassung der östlichen Medizin, den gesunden Zustand des Körpers bereits auf der Stufe des *Mibyō* (vgl. Einleitung), das heißt vor Ausbruch von Krankheiten, wiederherzustellen.

In China war von alters her bekannt, dass man mit Akupunkturnadeln an bestimmten *Tsubo* betäubende Wirkungen erzielen kann. Das machte es sogar möglich, chirurgische Operationen ohne Narkose durchzuführen. Es war lange Zeit ein Rätsel, wie und warum das funktionierte. Dabei ist das einfach den Glückshormonen zu verdanken.

Um es in aller Klarheit zu sagen: Bei den pharmakologisch wirksamen Substanzen, die durch Stimulierung der *Tsubo* mit Methoden wie Akupunktur, Moxibustion oder Shiatsu gebildet werden, handelt es sich um Glückshormone. Die Glückshormone stimulieren ihrerseits den A10-Nerv. Weil dieser Nerv psychische Funktionen wie Kreativität, Aufmerksamkeit, Motivation, Gedächtnis und Gefühl steuert, wird dadurch eine Steigerung dieser Funktionen bewirkt.

Die östliche Heilkunst ist eine Wohlfühlmedizin. Bei ihrer Anwendung fühlt man sich gut, der Stress verschwindet, das Gedächtnis wird verbessert, die Abwehrkraft wird gesteigert, die Kreativität entwickelt sich, Entzündungen heilen, und es kommt zu völliger Entspannung. In der östlichen Medizin geht man davon aus, dass dies alles miteinander zusammenhängt.

Bei der medizinischen Massage wird vor Beginn der eigentlichen Behandlung mit einem MRT-Gerät (Magnetresonanztomographie) der Zustand der Blutgefäße untersucht und außerdem eine Magenspiegelung durchgeführt. Nachdem die verschiedenen Daten gesammelt und analysiert worden sind, wird ein für den betreffenden Menschen geeigneter Behandlungsplan zusammengestellt, und die eigentliche Massage kann beginnen. In der Praxis beginnt man bei den *Tsubo* an den Füßen und arbeitet sich dann von der Peripherie über Waden, Oberschenkel und die Energiezentren des Rückens hoch zum Körperzentrum, bis man schließlich den Kopf erreicht. Eine Sitzung dauert etwa zwei Stunden. Zuletzt werden die *Tsubo* im Gesicht massiert, wo sie so zahlreich sind, dass schon allein durch Stimulation dieser Punkte die Sekretion von Hormonen im ganzen Körper aktiviert werden kann.

Wenn man unter steifen Schultern leidet, fühlen sie sich ganz hart an. In der östlichen Medizin sagt man dazu, dass sich an solchen Stellen »schlechtes *Ki*« (jap. *Ki* = Energie) angesammelt hat. In der westlichen Medizin erklärt man steife Schultern als Anhäufung von Stoffwechselendprodukten wie Milchsäure im Muskelgewebe. Tatsächlich handelt es sich bei »schlechtem *Ki*« also um einen Zustand, bei dem unvollständig verbrannte Substanzen wie Milchsäure und verschiedene andere Rückstände im Gewebe eingeschlossen sind und nicht ausgeschieden werden können. Wenn die Blutgefäße sich zusammenziehen, ist sowohl der Zufluss als auch der Abfluss des Blutes behindert. Da dann nicht ausreichend Sauerstoff vorhanden ist, bleibt die Verbrennung unvollständig. Dabei werden stark saure Substanzen gebildet, und das führt zu einer weiteren Verengung der

Blutgefäße. Dieser Teufelskreis kann auch zum Auslöser für Zivilisationskrankheiten werden. Mit medizinischer Massage lässt sich das rechtzeitig verhindern.

Das Prinzip, vor Ausbruch der Krankheit zu behandeln

Durch Techniken der östlichen Medizin wird die Freisetzung von Glückshormonen angeregt, und die Gehirnwellen können dafür als Indikator benutzt werden. Wenn das Gehirn im Alpha-Wellen-Zustand ist, werden Glückshormone ausgeschüttet. Doch im tatsächlichen Leben scheint es nicht so viele Menschen zu geben, denen die Fähigkeit und Chance gegeben ist, ihre Gehirnwellen in den Alpha-Bereich zu bringen.

Es gibt inzwischen Geräte (z.B. Biofeedbackgeräte), die uns bei der Aktivierung von Alpha-Wellen und bei der Auflösung von Stress unterstützen. Natürlich ist es besser, den Stress durch eigene Bemühungen wie Meditation oder Qigong loszuwerden. Aber im Interesse der Gesundheit ist es von Vorteil, Stress mit welcher Methode auch immer, und sei es auch mit einem elektronischen Gerät, zu beseitigen.

Der moderne Mensch leidet unter Dauerstress, gegen den er mit verschiedenen Methoden kämpft. Es gibt auch Formen von Stress, die wir selbst nicht spüren. So ist Stress, der sich über lange Zeit wie feiner Staub ablagert, etwas, was wir selbst nicht so leicht bemerken.

Manche Leute denken vielleicht, sie seien gesund, weil ihnen selbst körperlich nichts fehlt und auch der Gesundheitscheck nichts ergibt. Doch den wahren Gesundheitszustand kann man nicht allein anhand von medizinischen Untersuchungsdaten beurteilen.

Die »offizielle« Definition von Gesundheit gemäß der Verfassung der Weltgesundheitsorganisation (WHO) vom 22. Juli 1946 lautet: »Gesundheit ist ein Zustand vollkommenen körperlichen, geistigen und sozialen Wohlbefindens und nicht die bloße Abwesenheit von Krankheit oder Gebrechen.«

Dem möchte ich voll und ganz zustimmen. Unter den von mir untersuchten Menschen sind manche gesellschaftlich äußerst erfolgreich. Darunter befinden sich auch Personen, bei denen man bei der Diagnose keine Anzeichen von Krankheit finden kann. Alle Wünsche scheinen befriedigt zu sein, und auch seelisch sind auf Anhieb keine Probleme zu entdecken. Es sind Menschen, die eigentlich nicht zum Arzt zu gehen brauchen. Sie kommen zu mir, um einen Gesundheitscheck machen zu lassen. Vom Standpunkt der derzeitigen Diagnostik würde man ihnen sagen: »Sie sind völlig gesund. Alles ist in Ordnung!«, und sie wieder nach Hause schicken.

Aber wenn man sich mit diesen Leuten, die auf den ersten Blick so gesund erscheinen, unterhält, kommen nach und nach Faktoren zum Vorschein, von denen man annehmen muss, dass sie in Zukunft zu Krankheiten führen dürften. Da zeigt sich zum Beispiel, dass man es mit extrem kämpferischen und aggressiven oder aber mit pessimistischen Typen zu tun hat. Zurzeit sind diese Leute noch nicht krank, aber wenn sie so weitermachen, ist das Risiko, in naher Zukunft zu erkranken, ziemlich groß. Wenn ich es mit solchen Leuten zu tun habe, komme ich auf die Glückshormone zu sprechen und fordere sie auf: »Wie wäre es, wenn Sie Ihre Denkweise ändern würden?«

Das mag als unnötige Einmischung erscheinen. Doch nicht wenige Menschen befürchten, an irgendetwas bald zu erkranken oder zu sterben, obwohl bei ihnen gesundheitlich alles in Ordnung zu sein scheint. Mein Urteil ist fast immer zutreffend. Wenn ich sie mit medizinischer Massage behandle, merke ich manchmal schon bei der ersten Berührung, dass sie Probleme haben.

Ein normales Krankenhaus ist ein Ort, zu dem Menschen kommen, die krank geworden sind. Als praktizierender Arzt habe ich ständig mit Kranken tun. Doch dabei habe ich immer das Gefühl, dass daran etwas nicht stimmt. Denn mein Großvater hatte mich gelehrt: »Wenn ein Kranker zu dir kommt, dann verbeuge dich vor ihm und entschuldige dich.«

In der östlichen Heilkunst ist es Aufgabe des Arztes zu verhindern, dass die Menschen krank werden. Das Ziel ist, die Leute bereits im Zustand des *Mibyō* zu behandeln, damit sie gar nicht erst krank werden. Daraus folgt natürlich, dass es für den Arzt ein Zeichen des Scheiterns ist, wenn jemand krank bei ihm auftaucht.

In der Einleitung habe ich den jungen Mann erwähnt, der sich nicht krank fühlte, aber mit dem Wunsch abzunehmen ins Krankenhaus kam, dort von den ihm gar nicht bewussten bedrohlichen Symptomen befreit und dann entlassen wurde. Für mich ist er ein Musterbeispiel dafür, wie ärztliche Behandlung in Zukunft aussehen sollte. Dabei kann ich mich natürlich nicht alleine auf die östliche oder die westliche Medizin beschränken. In Zukunft müssen wir den Zaun zwischen östlicher und westlicher Medizin niederreißen und die Menschen so behandeln, dass sie nicht krank werden. Diesem Grundsatz folge ich bei meiner Tätigkeit als Arzt.

Um das zu belegen, möchte ich hier die medizinischen Daten dieses jungen Mannes veröffentlichen. Wie die Kombination von östlicher und westlicher Medizin bei der Behandlung konkret aussieht, dürften Sie anhand dieser klinischen Daten verstehen. Weil es sich um ein typisches Beispiel handelt, möchte ich die Daten und Diagramme im Detail vorstellen (*Tab. 8* bis *Tab. 13*).

Der 28-jährige junge Mann war 1,73 Meter groß und wog 103 Kilo. Er stand kurz vor der Heirat, und da seine Verlobte gewünscht hatte, dass er abnehmen sollte, war er zu mir gekommen. Er sah gesund aus und meinte selbst, er sei lediglich zu dick. Die Diagnose ergab aber, dass er ein paar gravierende Gesundheitsprobleme hatte. Im Mittelpunkt der Therapie, die ich ihm verordnete und die Sie aus Tabelle 8 entnehmen können, standen die Begrenzung der Kalorienaufnahme und das Muskeltraining. In der Praxis bedeutete das, dass ich ihm Ernährungstherapie unter Anleitung einer Diätassistentin sowie morgendliches und abendliches Training auf dem Laufband und dem Kardiobike verordnete; ergänzend kam dazu noch Meditation. Dieses Programm wurde ungefähr fünfzig Tage lang durchgeführt. Zu welchen Resultaten das führte, können Sie aus den entsprechenden Diagrammen bei Aufnahme und Entlassung entnehmen.

Bei der Aufnahme befand er sich bereits in einem ziemlich gefährdeten Gesundheitszustand. Hätte er so weitergemacht wie bisher, dann hätte ein erhöhtes Risiko bestanden, dass er in seinen dreißiger und vierziger Jahren von schweren Krankheiten heimgesucht worden wäre. Weil er jetzt heiraten wollte, war damit zu rechnen, dass er nach ein paar Jahren Vater werden würde. Zum Zeitpunkt, wo seine Kinder dann in die Grundschule kämen, wäre ihr Vater krank gewesen und hätte vielleicht im Krankenhaus liegen müssen – eine schwierige Situation für eine junge Familie.

Durch eine Diät von täglich 1800 bzw. 1600 kcal und durch Muskeltraining kam es zu einer Gewichtsreduktion von fast 15 Kilogramm, und auch die anderen Werte normalisierten sich weitgehend. Der junge Mann selbst wusste gar nicht, dass er krank gewesen und nun wieder geheilt war. Er freute sich bei der Entlassung, dass er abgenommen hatte und sich jetzt so leicht fühlte. Tatsächlich war aber die Gewichtsabnahme von etwa 15 Kilo für

Tab. 8: Beispiel für Heilung durch Ernährung und Bewegung

	Diagnose
T.N., 28 Jahre, männlich, am Tag der Aufnahme Größe 173 cm, Gewicht 103 kg	krankhaftes Übergewicht, wegen Fettleber hochgradiges Absinken der Leberfunktion, Hypercholesterinämie
	Therapie
	Muskeltraining (5 Übungen je 50-mal) Einführung in die Ernährungstherapie Beginn der 1800-kcal-Diät ab 4. Tag: Training auf dem Kardiobike (Verbrennung von etwa 50 kcal) ab 9. Tag: Reduktion der Diät auf 1600 kcal ab 15. Tag: Training auf dem Kardiobike (Verbrennung von etwa 80 kcal) ab 23. Tag: Training auf dem Kardiobike (Verbrennung von etwa 110–150 kcal) Am 50. Tag: deutliche Besserung bei Entlassung

Tab. 9: Änderung der Laborwerte

Messwert	bei Aufnahme	bei Entlassung	Normwert
Körpergewicht	103 kg	88,6 kg	73 kg
prozentuales Körperfett	38,0	32,7	14–23
GOT (Leberwert)	48	36	unter 38
GPT (Leberwert)	141	71	unter 38
Gamma-GT (Leberwert)	162	55	0–52
LAP-Aktivität (Leuzinaminopeptidase)	115	71	30–70
Gesamtcholesterin	240	196	120–220
ß-Lipoprotein	844	492	150–500
Triglyzeride	471	97	35–135
Harnsäure	8,6	7,0	3,5–7,9

Tab. 10: Körpergewicht

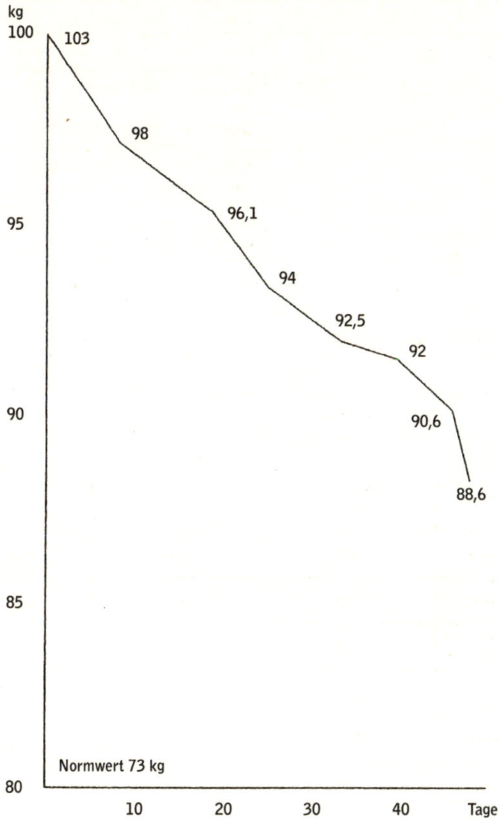

Tab. 11: GPT-Wert

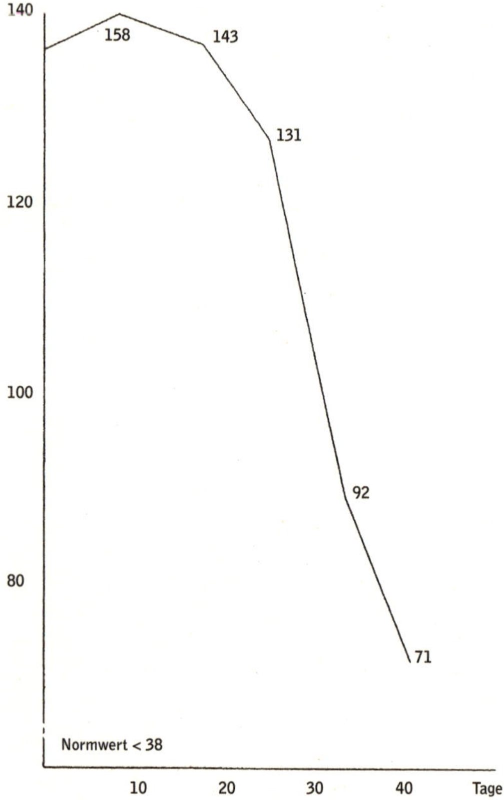

Tab. 12: Gesamtcholesterin

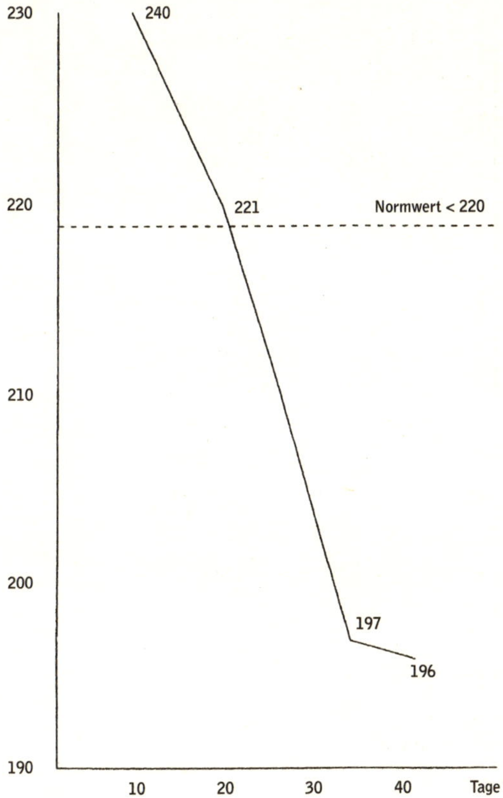

Tab. 13: Triglyzeride

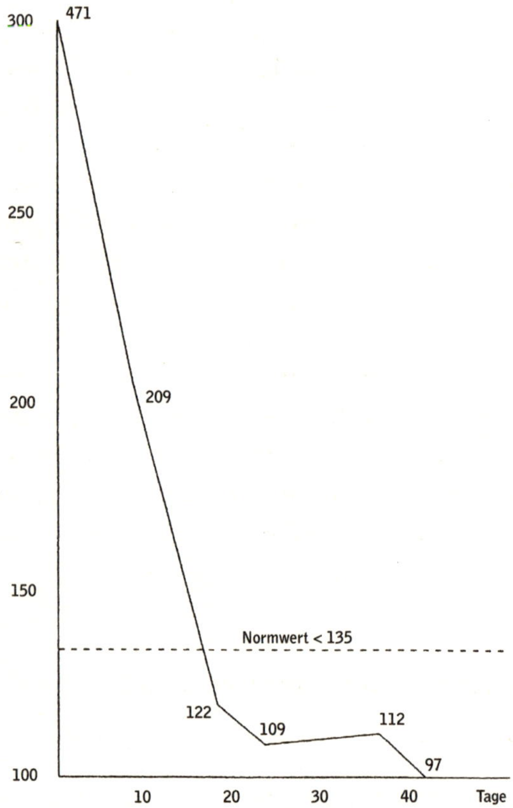

mich nicht ganz zufriedenstellend. Doch obwohl es einfach gewesen wäre, eine Reduktion von 20 Kilo zu erreichen, habe ich in diesem Fall unter Berücksichtigung aller anderen Daten auf eine zu plötzliche und extreme Gewichtsreduktion verzichtet.

Unter normalen Umständen wäre gar keine stationäre Behandlung notwendig gewesen. Doch dieser junge Mann hatte es eilig, denn er wollte bald heiraten. Wenn die betreffende Person genug Zeit hat, kann man mit ambulanter Behandlung dieselben Ergebnisse erreichen. Entscheidend dabei ist, in welchem Gesundheitszustand man sich gerade befindet. Das muss durch eine gründliche Untersuchung festgestellt werden. Im Übrigen bin ich der Meinung, dass man solche therapeutischen Maßnahmen wie die hier dargestellten nicht im Krankenhaus durchführen, sondern stattdessen Einrichtungen schaffen sollte, in denen Maßnahmen zur körperlichen Stärkung und zur Bewahrung von Jugend und Schönheit mit medizinischen Therapieformen kombiniert werden.

Alpha-Wellen erzeugen durch Meditation

Aus dem, was ich bisher über meine Therapiemethoden erklärt habe, sollte klar geworden sein, welch großes Gewicht die Meditation dabei hat. Ehrlich gesagt, steht Meditation im Zentrum der östlichen Heilkunst. Wer die

Meditation beherrscht, hat keine Probleme mit Glückshormonen, Alpha-Wellen und Blutgefäßen.

Was aber meine ich, wenn ich in diesem Zusammenhang von Meditation spreche? Allgemein scheint die Ansicht vorzuherrschen, dass die Praxis des Zen oder des Yoga wahre Meditation seien. Dagegen ist die Meditation, von der im Rahmen der östlichen Heilkunst die Rede ist, formal nicht so streng festgelegt und nicht so schwierig, denn es geht dabei nicht in erster Linie darum, »den Kopf leer zu machen«.

Wenn einem etwas in den Sinn kommt, bei dem man sich wohlfühlt, ist das auch eine Form von Meditation. Wenn ein alter Mensch an seine Enkel oder an seine erste Liebe denkt, so gehört das ebenfalls zur Meditation. Tiefe Emotionen, schöne Landschaften, Dinge, die wir lieben, Künste wie Musik oder Malerei, aber auch das Murmeln eines Bachs oder Vogelgezwitscher, die Meeresbrandung, das Rauschen des Windes oder sogar die Geräuschkulisse eines Flugplatzes oder eines Hafens – all das kann Gefühle des Glücks und des Wohlbefindens in uns auslösen. In meiner Praxis habe ich etwa 400 verschiedene Anregungsmuster *(Patterns)* vorbereitet, die im Gehirn des Patienten Alpha-Wellen-Aktivität auslösen können. Darunter ist bestimmt für jeden etwas, was ihn freudig stimmen kann.

Ziel dieser Art von Meditation ist es, Alpha-Wellen im Gehirn dominant werden zu lassen. Wenn das Gehirn im Alpha-Bereich schwingt, werden viele Glückshormone ausgeschüttet. Wenn man sich allmählich daran gewöhnt, gelingt es, den Inhalt der Meditation nach seinen eigenen Vorstellungen zu steuern. Das schenkt dem Übenden so tiefe Glücksgefühle, dass man von diesem Genuss fast süchtig werden kann.

Der menschliche Körper ist ein Wunderwerk; in seinem Inneren ist alles bereitgestellt, was zum Leben nötig ist. Wenn man ein Medikament braucht, so wird es von der körpereigenen Pharmafirma genau in der benötigten Menge geliefert. Und wenn man den Körper richtig bewegt, geht nur selten etwas kaputt. Bei den einfachen Therapieformen der östlichen Heilkunst geht es darum, diese im Menschen ursprünglich angelegten Fähigkeiten in ihrer Gesamtheit zu aktivieren. Wenn man das trotz aller Bemühungen selbst nicht schafft, werden therapeutische Methoden wie Shiatsu, Qigong, Meditation oder Atemtechniken benutzt, um diese Kräfte zu wecken.

In der westlichen Medizin wird der Organismus dagegen mit immer präziseren diagnostischen Methoden untersucht, um die gesundheitlichen Störungen möglichst genau zu identifizieren. In Fällen, wo etwas nicht stimmt, wird dann repariert oder operiert. Bei der Medikation geht man im Prinzip genauso vor. Bei den allopathischen Medikamenten ist zu befürchten, dass sie auf den Organismus insgesamt negative Auswirkungen haben, auch wenn sie die aktuellen Symptome wirkungsvoll bekämpfen.

Nehmen wir zum Beispiel das blutzuckersenkende Insulin: Wegen Insulinmangel kommt es zur Zuckerkrankheit, und wenn man Insulinspritzen gibt, helfen sie dem Diabetespatienten zunächst aus der Not. Wenn man dann aber prüft, ob das irgendwelche unerwünschten Wirkungen auf den Organismus hat, so muss man feststellen, dass die negativen Folgen wirklich erheblich sind. Zu Insulinmangel kommt es, weil die Bauchspeicheldrüse dieses Hormon nicht mehr in ausreichender Menge produziert. Wenn man dann durch Spritzen von außen Abhilfe schafft, produziert die Bauchspeicheldrüse immer weniger Insulin, und das führt letztlich dazu, dass dieses Organ degeneriert.

Wie man aus den hier vorgestellten Fallbeispielen sehen kann, lässt sich eine gesundheitliche Verbesserung auch mit Bewegung, Diät und Meditation schaffen. Das gilt nicht nur für Diabetes, sondern erweist sich als ziemlich wirkungsvoll zur Prävention und Therapie von Beschwerden wie Magengeschwür, Bluthochdruck, Gicht, Hypercholesterinämie, Fettleber und Krebs.

Täglich mindestens 5000 Schritte

Im Alter von 25 Jahren ist das Wachstum des menschlichen Körpers im Allgemeinen abgeschlossen, und von da an beginnt der Alterungsprozess. Wenn man nichts unternimmt, sterben ab Mitte dreißig jeden Tag 100 000 Gehirnzellen ab, und auch die Muskeln werden allmählich abgebaut. Weil man aber in diesem Alter beruflich und gesellschaftlich meist sehr aktiv ist, hat man kaum noch die Zeit, den Körper entsprechend zu trainieren.

Ist es möglich, im normalen Alltagsleben seine Gehirnzellen zu schützen und dafür zu sorgen, dass die Muskelmasse nicht abnimmt? Ich möchte Ihnen nun die einfachste und von jedermann zu praktizierende Methode vorstellen: jeden Tag mindestens 5000 Schritte gehen, denn beim Gehen werden reichlich Glückshormone ausgeschüttet. Für das gezielte Training zum Fettabbau habe ich zwar eine Norm von 13000 Schritten aufgestellt, aber das allgemeine Minimum sind 5000 Schritte. Wenn man sich strikt daran hält, lassen sich die eben skizzierten Ziele weitgehend erreichen.

Natürlich gehen wir auch im Alltag, aber bei unserer modernen Lebensweise kommen wir kaum auf 5000 Schritte. Deshalb sollten wir uns dieses Manko bewusst machen und es kompensieren. Wenn ich merke, dass ich an einem Tag nicht genug gegangen bin, und spät nach Hause komme, mache ich auf jeden Fall noch einen Spaziergang, um auf die nötige Schrittzahl zu kommen. Das mache ich auch bei Regenwetter, denn auch unter einem Regenschirm kann man ordentlich marschieren. Außer bei Sturm mache ich das fast täglich. Dazu habe ich mir verschiedene Rundwege zurechtgelegt, unter denen ich dann je nach Stimmung einen auswähle.

Beim Gehen meditiere ich. Meditation bedeutet mehr, als sich hinzulegen und zu entspannen oder im Stil des

Zen zu sitzen. Meditieren kann man auch im Gehen. Im Gehen ist Meditation sogar drei- bis viermal so wirksam.

Was soll man bei der Gehmeditation denken? Ich selbst male mir meine Träume, meine Hoffnungen, meine Pläne aus. Sobald ich anfange, an diese Dinge zu denken, werde ich so froh, dass ich nicht mehr damit aufhören kann. Auch wenn es dabei regnet, merke ich überhaupt nichts davon. In eine solche Stimmung kann man kommen, weil die rechte Gehirnhälfte aktiv wird. In der rechten Gehirnhälfte dominieren die Alpha-Wellen. Um die rechte Gehirnhälfte zu aktivieren, muss die linke Gehirnhälfte zum Schweigen gebracht werden. Das lässt sich beim Gehen gut erreichen.

Wenn die linke Gehirnhälfte schweigt, sprudelt die Weisheit der rechten Gehirnhälfte hervor. Manche Leute behaupten, dass ihnen dies bei der Sitzmeditation am besten gelinge, aber nach meiner Erfahrung steigen beim stillen Sitzen im Allgemeinen nicht nur gute Gedanken auf, sondern eher störende oder banale. Auf schöne und kreative Gedanken kommt man besser bei der Meditation im Gehen. Von Immanuel Kant wird berichtet, dass er seinen täglichen Spaziergang nie versäumte. Wahrscheinlich sind ihm die meisten seiner Ideen beim Spazierengehen gekommen.

Das menschliche Bewusstsein ist keineswegs auf die Welt begrenzt, die wir uns selbst bewusst vorstellen können. Die Welt, deren wir nicht bewusst sind, ist die Sphäre des Unterbewussten. Am Tisch zu sitzen und sich den

Kopf zu zerbrechen, bringt nichts. Besser ist es, den Körper in Bewegung zu setzen, die linke Gehirnhälfte zum Schweigen zu bringen und das innere Ohr auf die Botschaften des Unterbewusstseins, des Schatzhauses aller Erinnerungen, zu richten. Dort vereinen sich die Erinnerungen an alle Erfahrungen, die ein Individuum in der Vergangenheit gemacht hat, mit der Weisheit der Vorfahren, die in den Genen gespeichert ist, und manchmal tauchen da ganz fantastische Ideen auf. Wenn man in diese Sphäre eintritt, werden die Gehirnwellen zu Alpha-Wellen. In jüngster Zeit konnte die medizinische Wissenschaft nachweisen, dass in diesem Zustand auch reichlich Glückshormone ausgeschüttet werden.

Acht sehr effektive Stretchingübungen

Hier nun die genauen Anweisungen zu acht der 14 der weiter vorn *(s. Abb. 6)* schon vorgestellten Stretchingübungen.

Die wichtigsten Punkte beim Üben:
1. Nicht übertreiben; Dehnung der eigenen Beweglichkeit anpassen.
2. Abrupte Bewegungen vermeiden; beim Üben immer ruhig und locker bleiben.
3. Beim Dehnen auf normale Atmung achten; heftiges Atmen vermeiden.

4. So weit dehnen, wie die Spannung noch angenehm ist; dann aufhören. Bis zur Schmerzgrenze zu gehen ist unnötig.
5. Etwa zwanzig Sekunden gedehnt lassen, dann gut entspannen.

Übung 1: Verschränken Sie die Finger beider Hände und strecken Sie den Oberkörper einschließlich Kopf energisch nach oben. Stellen Sie sich dabei vor, Sie würden von der Decke nach oben gezogen. Strecken Sie die Arme zur Decke und dehnen Sie so die Muskeln des ganzen Körpers vom Kopf bis zu den Füßen *(Abb. 7.1).*

Bleiben Sie beim Üben innerlich locker, aber halten Sie die Muskelspannung und strecken Sie sich immer weiter nach oben, bis sie eine Art leichten Schmerz an beiden Körperseiten und in der Brust spüren. Das zeigt, dass die Übung wirkt. Hören Sie auf, bevor die Dehnung wirklich schmerzhaft wird *(vgl. auch Abb. 6.1, S. 113).*

Übung 2: Verschränken Sie die Hände hinter dem Rücken, und heben Sie die Arme in Pfeilrichtung nach oben. Halten Sie den Oberkörper dabei immer aufrecht. Durch das Heben der Arme werden die Rücken- und Brustmuskeln gedehnt. Halten Sie die Endposition mit der Muskeldehnung eine Zeit lang *(Abb. 6.4 und 7.2.).*

Übung 3: Spreizen Sie im Sitzen auf dem Boden die Oberschenkel, legen Sie die Fußsohlen aneinander und

Abb. 7.1 bis 7.8: Acht Stretchingübungen

7.1

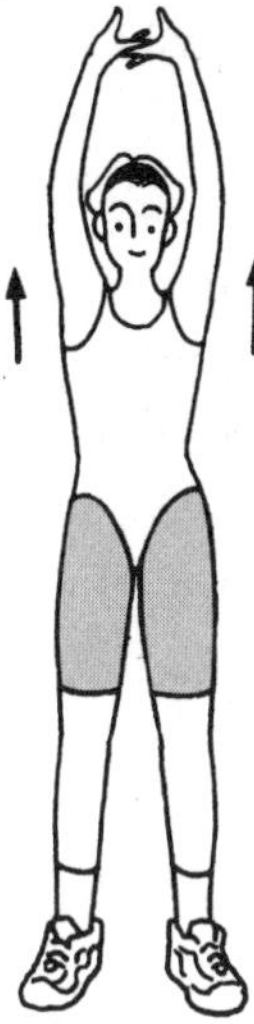

7.2

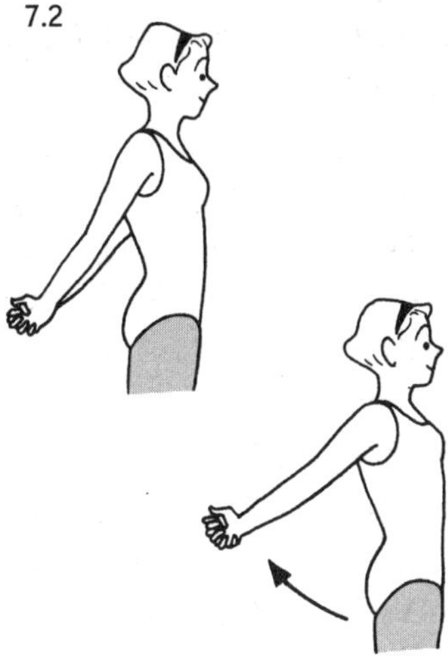

umfassen Sie die Fußspitzen mit den Händen. Richten Sie nun den Oberkörper ganz auf und ziehen Sie dabei die Füße zum Körper. Dann beugen Sie den Oberkörper nach vorn, bis Sie einen leichten Schmerz verspüren. Wichtig ist, dass Sie sich langsam vorbeugen. Durch diese Haltung und Bewegung werden die Rückenmuskeln gedehnt. Wenn man den Kopf in Richtung Fußspitzen zieht, wird die Außenseite der Oberschenkel gedehnt *(Abb. 6.5 und 7.3)*.

Übung 4: Legen Sie sich auf die Seite und stützen Sie den Kopf mit einer Hand. Mit der anderen Hand fassen Sie den Knöchel des oberen Fußes und ziehen den Fuß kräftig zum Po. Dadurch wird die Muskulatur vom Oberschenkel bis zum Bauch gedehnt. Seite wechseln *(vgl. Abb. 7.4).*

Übung 5: Auf dem Rücken liegend strecken Sie den Körper und ein Bein aus. Das andere Bein wird gebeugt und mit beiden Händen zum Körper gezogen. Das dehnt die Bauchmuskeln. Dann heben Sie den Kopf und ziehen Kopf und Knie zusammen. Dadurch werden die Rückenmuskeln gedehnt. Beine wechseln *(vgl. Abb. 7.5).*

Übung 6: Bei dieser Übung wird die Körperachse verdreht. Auf dem Boden sitzend strecken Sie ein Bein und setzen das andere über Kreuz neben den Unterschenkel des gestreckten Beins. Nun kommt es darauf an, das gebeugte Bein und den Oberkörper mit Kopf in entgegengesetzte Richtung zu drehen. Dadurch werden die Muskeln am Rücken und an der Außenseite des Beins gedehnt. Seite wechseln *(vgl. Abb. 7.6).*

Übung 7: Knien Sie auf dem Boden, beugen Sie den Oberkörper nach vorn und stützen Sie sich mit den Armen ab. Aus dieser Stellung wölben Sie den Rücken nach oben zur Decke wie einen Katzenbuckel. Dadurch wird die Rückenmuskulatur gedehnt *(Abb. 7.7).*

Übung 8: Nehmen Sie eine Stellung wie beim Tiefstart zum Hundertmeterlauf ein und stellen Sie ein Bein nach hinten. Gleichzeitig strecken Sie nun Ferse und Knöchel des hinteren Beins kräftig nach hinten und bringen den

7.3

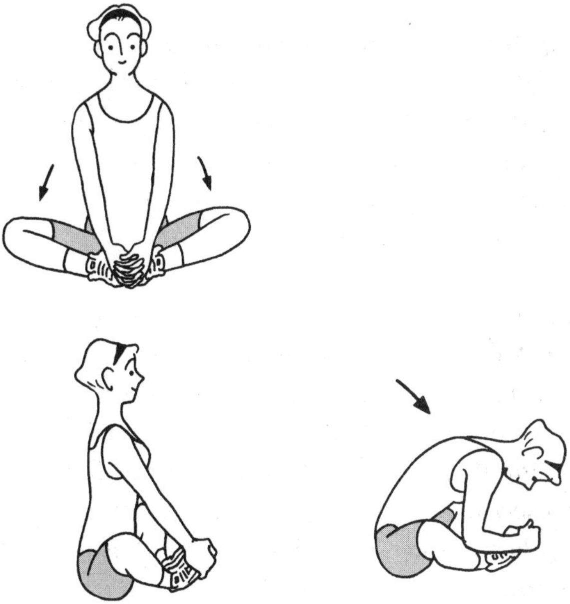

7.4

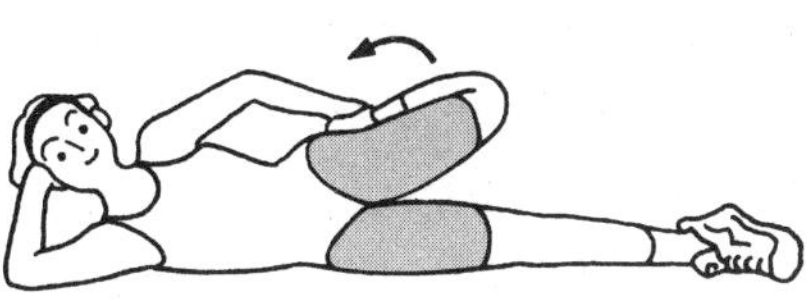

Oberkörper in einer Linie mit diesem Bein nach vorn. Das dehnt die Achillesferse und den Rücken. Seite wechseln *(Abb. 6.13, 7.8).*

7.5

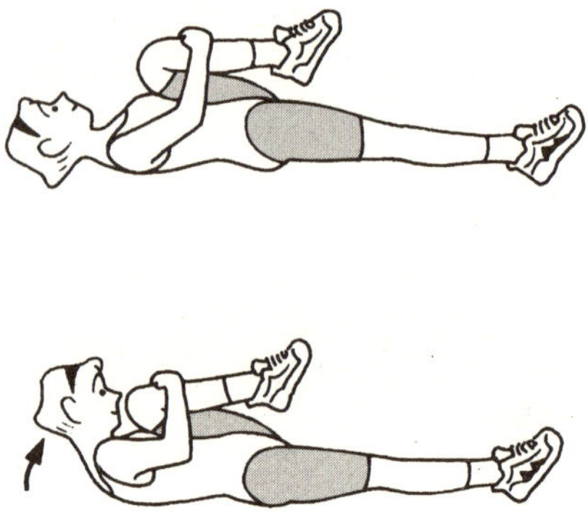

7.6

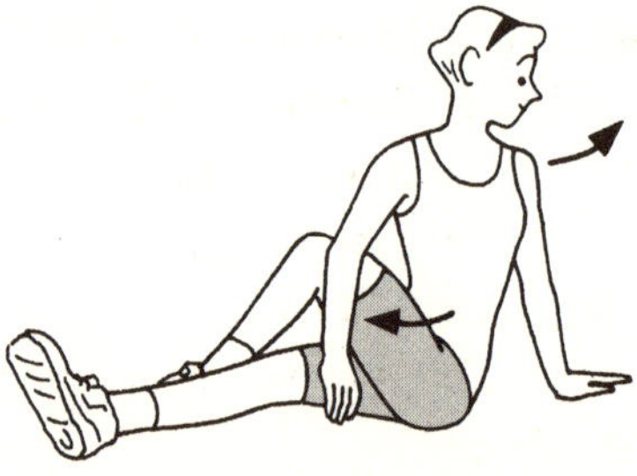

7.7

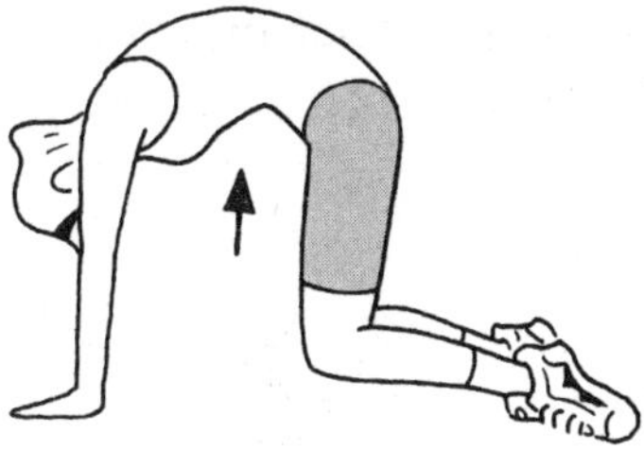

7.8

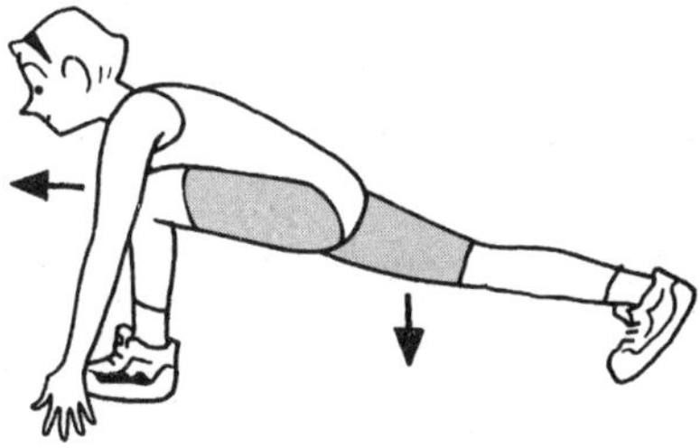

Hinweise

Anfangs brauchen Sie nicht alle acht (oder 14) Übungen zu machen. Fangen Sie mit den Positionen an, die Ihnen liegen, und erweitern Sie allmählich Ihr Repertoire. Wie beim Essen und Schlafen kann man auch hier nicht auf Vorrat üben. Deshalb ist es so wichtig, das Üben zur täglichen Gewohnheit zu machen. Durch Stretching wird der Körper locker und gut durchblutet. Sie werden richtig wach und haben eine gute Verdauung. In Körper und Kopf haben Sie ein frisches Gefühl, ohne dass eine Spur von Müdigkeit zurückbleibt. Nach einem Bad ist Stretching besonders effektiv.

Zusammenfassung von Kapitel 2

- Die meisten Zivilisationskrankheiten haben etwas mit Fett zu tun. Wenn Stress und Fett zusammenkommen, steigt das Krankheitsrisiko.
- Wenn genügend Muskelmasse vorhanden ist, kommt es nicht zu Fettvergiftung.
- Muskelmasse und Glückshormone verhalten sich direkt weitgehend proportional: Je mehr Muskeln man hat, desto mehr Glückshormone werden ausgeschüttet.
- Noradrenalin und Adrenalin sind diejenigen Substanzen, durch die sich die Blutgefäße am stärksten zusammenziehen. Wenn sie in großer Menge ausgeschüttet werden, verstopfen die Blutgefäße.
- Um für eine gleichmäßige, gute Durchblutung zu sorgen, ist es notwendig, genügend Muskeln aufzubauen. Muskeln spielen die Rolle eines zweiten Herzens.
- Wenn man nach dem Sex gleich einschläft, nimmt man die Erschöpfung mit. Das gilt für jede Form von körperlicher Aktivität und lässt sich verhindern, indem man die erschöpften Muskeln anschließend lockert.
- Der Trick, um den Schäden durch aktiven Sauerstoff (freie Radikale) zu entgehen, besteht darin, die Aktivität von Muskeln, Lunge oder Gehirn nach ihrem Einsatz nicht sofort zu stoppen.
- Für Menschen über dreißig sind lockere gymnastische Übungen gut geeignet, um Muskelabbau zu verhindern. Am besten ist dabei Stretching. Ein Vorteil die-

ser Übungen liegt darin, dass man diejenigen Muskeln benutzt, die man gewöhnlich vernachlässigt.

- Je jünger man ist, desto besser wird Fett auch bei heftigem Sport verbrannt. Je älter man wird, desto besser verbrennt Fett bei lockerem Training.
- Wenn man genügend Muskeln hat, werden sechzig Prozent der aufgenommenen Kalorien verbrannt. Wenn man nur halb so viel Muskeln hat, werden lediglich dreißig Prozent verbrannt und die restlichen dreißig Prozent werden zu Fett.
- Die sogenannten myotonischen Fasern stehen mit dem Hypothalamus in Verbindung. Wenn man diese Muskelfasern stimuliert, werden Glückshormone ausgeschüttet, und wir fühlen uns gut. Dass die Menschen beim Sport Glücksgefühle haben, hängt damit zusammen.
- Indem man beim Stretching Muskeln dehnt, die man normalerweise nicht benutzt, stimuliert man diese Muskeln und fördert das Muskelwachstum. Gleichzeitig wird auch das Gehirn aktiviert und zur Sekretion von Glückshormonen angeregt.
- Stretching hat vier Vorteile: 1. Muskelaufbau ohne Bildung von aktivem Sauerstoff; 2. Ausschüttung von Glückshormonen; 3. Sekretion des Wachstumshormons; 4. gute Fettverbrennung.
- Sportler sterben im Durchschnitt früher, obwohl sie eifrig trainieren und starke Muskeln haben. Das zeigt, wie groß die Schäden durch aktiven Sauerstoff sind.

- Kulturschaffende leben im Durchschnitt etwas länger als Naturwissenschaftler und Techniker. Das mag daran liegen, dass man in naturwissenschaftlich-technischen Berufen häufiger den logisch-rationalen Verstand und damit die linke Gehirnhälfte benutzt.
- Zum Fettabbau empfiehlt es sich, täglich bis zu 13000 Schritte zu gehen. Dabei werden die Muskeln aufgebaut und überschüssiges Fett wird verbrannt. Gehen ist eine der besten Gesundheitsmethoden. Sie wirkt noch besser, wenn man dabei meditiert.
- In der östlichen Medizin wird großer Wert auf gute Durchblutung gelegt. Durchblutung kann durch Techniken wie Shiatsu oder Qigong gefördert werden. Qigong, bei dem durch Tiefatmung und sanfte Bewegungen Blut und Energie zum Fließen gebracht werden, ist zur Prävention chronischer Krankheiten äußerst wirkungsvoll.
- Die östliche Heilkunst kennt viele Methoden, um die Ausschüttung von Glückshormonen anzuregen. Ein Indikator dafür sind die Gehirnwellen. Wenn im Gehirn Alpha-Wellen dominieren, werden Glückshormone ausgeschüttet.
- Viele Menschen sind nicht in der Lage, Alpha-Wellen zu erzeugen. Inzwischen gibt es elektronische Geräte, mit deren Hilfe Gehirnwellen in Alpha-Schwingungen versetzt werden können.
- Auch im normalen Leben ist es möglich, den Abbau von Gehirnzellen und Muskelschwund zu verhindern.

Die einfachste und für jeden praktikable Methode ist das Gehen.

- Beim Gehen werden reichlich Glückshormone ausgeschüttet. Jeder sollte täglich mindestens 5000 Schritte gehen.
- Gehen (Walking) hat drei Vorteile: 1. gute Fettverbrennung; 2. Muskelbildung; 3. meditative Wirkung.

Kapitel 3: Eine Ernährungsweise, die unser Gehirn jung erhält

Glückshormone aus Proteinen aufbauen

Tiere bewegen sich, um sich Futter zu beschaffen. Wenn man frei lebende Tiere beobachtet, stellt man fest, dass der überwiegende Teil ihrer Aktivität der Nahrungsbeschaffung und der Fortpflanzung gilt. Während die Fortpflanzung an eine bestimmte Saison gebunden ist, gibt es keine bestimmte Zeit für die Futtersuche. Kurz gesagt, Tiere werden ihr ganzes Leben von dem Problem umgetrieben, wie sie an Futter kommen können.

Der Mensch war den Tieren in diesem Punkt ursprünglich ähnlich, und die Nahrungsbeschaffung war in grauer Vorzeit Ursache aller möglichen Konflikte. Da es im heutigen Japan eine Überversorgung mit Nahrungsmitteln gibt, gibt es wohl kaum noch jemand, der sich den Kopf darüber zerbrechen muss, wie er sich heute etwas zu essen beschaffen kann. Wir leben gewiss in einer gesegneten Zeit, sollten dabei aber nicht vergessen, dass der menschliche Organismus so programmiert ist, dass er die durch den Hunger entstehenden Probleme lösen kann. Sowohl das Hungerzentrum im zentralen Nervensystem als auch die Fettspeicherung arbeiten nach folgender Prämisse: »Vielleicht gehen meine Nahrungsvorräte bald zu Ende.« Dagegen weiß unser Körper offensichtlich nicht, wie er mit Überversorgung umgehen soll. Das heißt, wenn wir in einer Zeit des Nahrungsüberflusses unsere Ernährungsweise nicht selbst kontrollieren, schaden wir unserer Gesundheit.

Das Erste, was der moderne Mensch bei seiner Ernährung zu beachten hat, ist die überhöhte Kalorienzufuhr. Dieses Problem ist allgemein bekannt, und die meisten Leute versuchen, es auf verschiedene Weise in den Griff zu bekommen. Deshalb muss ich diesen Punkt nicht besonders betonen. Aber es gibt einen zweiten Punkt, auf den Sie bei Ihrer Ernährung unbedingt achten sollten. Wie bereits erwähnt, ist es wichtig, hochwertiges Eiweiß in ausreichender Menge zu sich zu nehmen. Das ist deshalb so wichtig, weil Eiweißstoffe das Material liefern, aus dem die Glückshormone produziert werden. Denn Glückshormone sind materielle Substanzen und werden aus Materie aufgebaut. Weil Aminosäuren die Bausteine dafür liefern, dürfen sie in unserer Nahrung nicht fehlen.

Im Gehirn können wir nur sehr wenig Aminosäuren speichern. Dieser kleine Vorrat wird bei Bedarf schnell aufgebraucht, und Eiweiß auf Vorrat zu essen funktioniert nicht. Die tägliche Versorgung mit wertvollen Eiweißstoffen ist also notwendig, um das Gehirn ständig gesund und aktiv zu erhalten. Selbstverständlich sollten Sie auch auf die Kalorienzufuhr achten, aber dieser Punkt dürfte Ihnen bereits klar sein.

Nun stellt sich die Frage, welche Nahrungsmittel wir zu diesem Zweck essen sollten. Als Vorbild für eine gute Ernährungsweise möchte ich die traditionelle vegetarische Kost der buddhistischen Mönche in Japan anführen. Da die Mönche heutzutage allerdings dazu übergegangen sind, alles und jedes zu essen, gibt es unter ihnen viele, die ihre Gesundheit durch schlechte Ernährung aufs Spiel setzen. Doch kann man ohne Weiteres behaupten, dass sich die traditionelle buddhistische Tempelkost am besten eignet, um das Gehirn jung zu halten. Vor allem aus Sojabohnen hergestellte fermentierte Nahrungsmittel wie *Tōfu*, *Miso* und *Yuba** sind gute Quellen für wertvolle pflanzliche Proteine. Dieser Kost war es in erster Linie zu verdanken, dass die Mönche früher oft ein ho-

---

* *Tōfu* ist die japanische Bezeichnung für eine Art »Sojaquark«, der durch Gerinnung der Eiweißbestandteile von Sojamilch gewonnen wird. Die Eiweißbestandteile werden dann durch Erhitzen oder Abschöpfen abgetrennt. Tōfu ist in den letzten Jahren zum bekanntesten und beliebtesten ostasiatischen Lebensmittel im Westen avanciert.

Miso ist ein japanisches Sojabohnen-Getreide-Produkt, das nach einem aufwändigen Verfahren in monatelanger Fermentation zu einer hell- bis dunkelbraunen Paste heranreift. Miso ist die wichtigste Zutat der japanischen Küche, vor allem Grundlage der Misosuppe, mit der im Allgemeinen jeder Tag beginnt. So liegt der Miso-Jahresverbrauch eines Japaners bei fast 5 kg.

Yuba: Beim Kochen der Sojamilch bildet sich auf der Oberfläche eine rahmartige Hautschicht, die aus Soja-Proteinen und -Lipiden besteht. Diese Schicht wird abgeschöpft und zu gelblichen »Blättern« getrocknet, die in Japan als Yuba (»Sojamilchhaut«) bezeichnet werden. Dieses konzentrierthochwertige Nahrungsmittel besteht zu etwa 50-55 % aus Proteinen, zu 25 % aus Fetten, zu 10 % aus Kohlenhydraten sowie Asche und Wasser.

hes Alter erreichten und ihre geistigen Fähigkeiten bis zuletzt bewahrten.

Für normale Menschen in der modernen Welt mit ihren kulinarischen Verlockungen dürfte die einfache vegetarische Ernährung der alten Mönche allerdings nicht besonders genussvoll sein. Deshalb möchte ich vorschlagen, sich bei der vegetarischen Kost am Vorbild der klassischen japanischen Kioto-Küche zu orientieren. Denn aus meiner Sicht spricht nichts dagegen, wie ein Feinschmecker oder Gourmet zu speisen. Weil das Essen uns große Freude verschafft, führt es zu Stress, wenn man sich diesen Genuss versagt. Wenn wir leckere und begehrte Speisen essen, freut sich auch unser Gehirn, und das aktiviert die Produktion von Glückshormonen. Wenn wir dagegen Dinge essen müssen, die uns nicht schmecken oder gar zuwider sind, werden keine Glückshormone ausgeschüttet.

Sollten wir uns allerdings nach der Maxime ernähren: »Ich esse immer nur, was mir schmeckt« oder »Ich esse immer nur das, worauf ich gerade Lust habe«, dann können wir den Schäden durch übermäßige und einseitige Nahrungszufuhr nicht entgehen. Denn selbst wenn bei solchen Genüssen Glückshormone freigesetzt werden, wird übermäßige und einseitige Nahrungszufuhr unter anderem dazu führen, dass aktiver Sauerstoff gebildet wird.

Ideale Ernährung mit hohem Eiweißanteil und niedrigem Kaloriengehalt

Bei den Nährstoffen, die wir aus unserer Nahrung beziehen, schenken uns die Eiweißstoffe keinen Genuss, denn Eiweiß schmeckt an sich nicht gut. Am besten schmeckt Fett, gefolgt von Kohlehydraten. Wenn uns Eiweiße in einem leckeren Gericht gut schmecken, so liegt das daran, dass Speisen Fett enthalten oder dass ihnen Fett in der richtigen Menge zugegeben wurde. Man kann also sagen, dass der gute Geschmack eines Aals oder eines Beefsteaks mit seinem Fettanteil zusammenhängt. Doch wenn man versuchen wollte, sich mit fettem Essen die nötigen Proteine zuzuführen, wird man letztlich dick werden.

Fett als Energiequelle zu speichern ist besonders effektiv. Wenn dem Organismus Fett zugeführt wird, wird es sofort in das Speicherungssystem weitergeleitet. Das ist ein ganz natürlicher Vorgang, denn wenn wir versuchen würden, die nötige Energie in anderer Form als Fett zu speichern, müsste das Körpergewicht zum Beispiel von 60 auf 300 Kilo steigen. Weil wir aber Energie in Form des praktischen und kompakten Nährstoffes Fett speichern können, reicht unsere derzeitige Körpergröße aus. Selbst wenn wir ein paar Tage nichts essen, können wir ohne Weiteres überleben. Doch wie in allen Dingen gilt auch beim Fett der Spruch: »Zu viel ist zu viel!« Wenn unsere Fettvorräte über das notwendige Maß hinaus steigen, werden wir nicht nur dick, sondern das kann auch zu Ablagerungen in den Blutgefäßen führen.

In diesem Zusammenhang muss ich auf die Tatsache hinweisen, dass Nahrungsüberschuss in jeder Form, seien es nun Eiweiße oder Kohlehydrate, in Fett umgewandelt wird. Immer wenn Energie gespeichert wird, geschieht das in Form von Fett.

Weil sowohl Eiweiße als auch Kohlehydrate zu Fett werden, macht es keinen Sinn, Fett deshalb zu meiden, weil man davon dick werden könnte. Auch wenn die Aufgaben der drei Grundnahrungsstoffe jeweils verschieden sind, so hängen diese grundsätzlich doch zusammen. In jedem Fall wird unser Körper Fett ansetzen, wenn wir zu viel essen.

Proteine können erst dann in Energie umgewandelt werden, wenn sie in einzelne Aminosäuren aufgespalten sind. Wenn wir dem Körper Eiweißstoffe zuführen, werden sie sofort in Aminosäuren zerlegt und je nach Verwendungszweck wieder zu Eiweißverbindungen synthetisiert. Dabei werden diejenigen Makromoleküle als Eiweißverbindungen bezeichnet, die aus mehr als hundert Aminosäuren aufgebaut sind.

Eiweißverbindungen aus weniger als hundert Aminosäuren nennt man Peptide. Glückshormone gehören zu den Peptiden; sie werden nicht in Energie umgewandelt, sondern verrichten ihre Funktionen als Hormone. Um Glückshormone zu produzieren, wird an erster Stelle die Aminosäure Tyrosin benötigt. Tyrosin hat an sich ähnliche Wirkungen wie die Glückshormone, da es aber sofort verbrannt wird, kann es als isolierte Substanz nicht im Gehirn genutzt werden.

Unser Gehirn braucht also unbedingt polymere (aus Makromolekülen aufgebaute) Eiweißverbindungen. Fett verursacht dagegen chronische Krankheiten, denn es verstopft die Blutgefäße. Deshalb sollte unsere Nahrung gleichzeitig wenig Fett und wenig Kalorien, aber genügend hochwertiges Eiweiß enthalten. In letzter Zeit werden zahlreiche Bücher publiziert, in denen ernährungswissenschaftliche Themen für Laien in verständlicher Weise dargestellt werden. Die Lektüre solcher Bücher kann ich nur empfehlen. Da wir in einer Zeit des Nahrungsüberflusses leben, sollten wir in gewissem Umfang über Ernährung Bescheid wissen, um uns mit Verstand zu ernähren.

In meinem Krankenhaus geben wir den Patienten Anleitung zur richtigen Ernährung. Stationär behandelten Patienten bieten wir kostengünstige Mahlzeiten an, die ich selbst zusammengestellt habe, in einer idealen Kombination von hochwertigem Eiweiß und reduzierter Kalorienzufuhr. Manche Patienten kommen bald auf den Geschmack und übernehmen diese Kost auch bei sich zu Hause.

Diese Ernährung hat einen normalen Fettanteil. Wie schon bei meinen Ausführungen über die Muskeln erklärt, wird Fett im Inneren der Muskeln verbrannt. Wenn man Sport treibt und das Fett dabei in die Muskeln gelenkt wird, kann man durchaus in maßvoller Menge Fett zuführen. Dabei ist der Blutzuckerwert von entscheidender Bedeutung. Denn wenn der Blutzuckerwert zu hoch ist, kann Fett nicht in die Muskeln gelenkt werden. Der Blutzuckerwert, bei dem das noch möglich ist, liegt bei normalen Menschen unter 100 mg/dl und sollte höchstens 150 mg/dl betragen. Wenn der Blutzuckerwert unterhalb dieser Grenze bleibt, wird das Fett auf den Stoffwechselbahnen ins Muskelinnere gelenkt, um dort verbrannt zu werden. Wir können uns das so vorstellen, als würde das Fett in unserem Organismus an eine Weggabelung kommen. Wenn es nach rechts weiterfließt, wird es verbrannt; wenn es nach links fließt, kommt es in den Speicher. Weil für das Fett jeder der beiden Wege möglich ist, fließt es dorthin weiter, wo die Ampel auf Grün steht.

Dabei spielt der Blutzuckerwert die Rolle der Ampel: Wenn er unter 150 mg liegt, gibt er das Signal: »In Richtung Fettverbrennung.« Wenn er darüber liegt, gibt er das Signal: »In Richtung Speicher«, und dann wird das mit der Nahrung aufgenommene Fett vollständig zum Speicher gelenkt.

Was können wir tun, um das zu verhindern? Es ist zu empfehlen, den Körper nach dem Essen etwas zu bewegen. Machen Sie eine halbe Stunde nach einer Mahlzeit einen Spaziergang oder treiben Sie leichten Sport. Dadurch wird der Blutzuckerwert deutlich absinken und das Fett wird auf den Weg zur Verbrennung gelenkt.

Am meisten nehmen wir zu, wenn wir nach der Mahlzeit etwas Süßes essen und uns schlafen legen. Denn während der Blutzuckerwert schon beim Essen steigt, steigt er durch die Zuckerzufuhr noch weiter, und wenn wir nach dem Essen schlafen, wird keine Energie verbraucht. Deshalb bringen uns ein süßes Dessert und ein Nickerchen nach dem Essen keinen einzigen Nutzen, sondern hundert Übel.

Wenn sich die Löwen in der Savanne den Bauch gefüllt haben, legen sie sich zum Schlafen hin. Wenn wir das sehen, kommt es uns ganz gemütlich vor, und wir bekommen unbewusst Lust, das Verhalten der Löwen nachzuahmen. Jedoch hat der Schlaf nach dem Essen für die Löwen eine ganz andere Bedeutung als für uns Menschen. Wilde Tiere leben nämlich unter Bedingungen, bei denen sie nicht wissen, wann sie wieder etwas zu fressen bekommen. Deshalb ist es für sie notwendig, möglichst viel Fett zu speichern. Wir Menschen haben diese Sorge heutzutage überhaupt nicht mehr. Wenn wir das Verhalten der Löwen nachahmen, riskieren wir, unser Leben zu verkürzen.

Hochwertiges Eiweiß und reduzierte Kalorienaufnahme sind die Grundpfeiler einer idealen Ernährungsweise. Doch der Mensch, vor dessen Augen eine üppige Fülle von Nahrungsmitteln ausgebreitet ist und der instinktiv Appetit auf leckere Sachen hat, wird kaum befriedigt werden können, wenn er täglich wie ein asketischer Mönch essen muss. Deshalb ist es durchaus erlaubt, wie ein Gourmet zu speisen. Doch auch den Gourmets möchte ich unbedingt raten, sich eine halbe Stunde nach einer Mahlzeit zu bewegen. Dazu reicht ein Spaziergang von etwa zwanzig Minuten. Noch besser ist es, zuerst etwas Powertraining und danach einen Spaziergang zu machen.

Dass man erst eine halbe Stunde nach dem Essen mit der Bewegung anfangen soll, hat einen Sinn. Unmittelbar nach der Mahlzeit befindet sich das ganze Essen noch im Magen. Wenn man sich zu diesem Zeitpunkt körperlich bzw. sportlich betätigt, werden die Verdauungsorgane unnötig belastet. Weil nach einer halben Stunde fast alles schon in den Dünndarm gelangt ist, kann man sich anschließend problemlos bewegen.

Als Gourmet die Muskeln stärken

Es gibt noch eine weitere Methode, um als Gourmet Muskeln aufzubauen, ohne dick zu werden. Sie besteht darin, sich vor dem Einschlafen etwas Erfreuliches auszumalen und dabei einzuschlafen. An erfreuliche Dinge zu denken ist eine Art von Meditation. Dabei werden die Gehirnwellen zu Alpha-Wellen, und der Körper kann gut entspannen. Wenn man in einem solchen Zustand einschläft, wird das Wachstumshormon Somatotropin ausgeschüttet. In Japan hört man oft: »Ein Kind, das gut schläft, gedeiht gut«, aber Wachstumshormone werden nicht nur in der Wachstumsphase der Kinder, sondern auch bei Erwachsenen gebildet. Doch selbst wenn bei einem Erwachsenen noch reichlich Wachstumshormone ausgeschüttet werden, führt das bei ihm nicht dazu, dass er größer wird, sondern dazu, dass die Muskeln wachsen.

Beim Aufwachen werden ebenfalls Wachstumshormone gebildet, aber nur in geringer Menge, während der Großteil während des Schlafes produziert wird. Auch Meditation ist förderlich. Wenn man nach dem Essen meditiert, verbessert sich die Durchblutung, vor allem in den Muskeln. Wenn Wachstumshormone in die Muskeln gelangen, bauen sich die Muskeln auf, auch ohne trainiert zu werden. Natürlich ist Bewegung ein probates Mittel, aber auch im Schlaf, bei der Meditation oder im Alpha-Zustand kommt es zu Muskelwachstum.

Besonders interessant ist in diesem Zusammenhang, dass im Alpha-Wellen-Zustand der Blutzuckerwert sinkt. Das Hormon, das für die Erhöhung des Blutzuckerspiegels sorgt, ist Glukagon. Sein Gegenspieler ist das bekannte Insulin. Damit Glukagon freigesetzt wird, müssen zuvor andere Hormone ausgeschüttet werden – Noradrenalin und Adrenalin. Wenn man sich zum Beispiel aufregt und in Rage gerät, wird Noradrenalin ausgeschüttet. Wenn das geschieht, wird aus der Bauchspeicheldrüse Glukagon freigesetzt, und der Blutzuckerspiegel steigt.

Wenn nach dem Essen irgendetwas geschieht, über das wir uns aufregen und wütend werden, wird zuerst Noradrenalin ausgeschüttet, dann folgt Glukagon, und der Blutzuckerspiegel geht nach oben. Wenn sich so etwas öfters wiederholt, wird man schnell dick werden.

Aus diesen hormonellen Vorgängen dürfte klar geworden sein, dass es zu empfehlen ist, nach dem Essen einen Zustand zu erreichen, in dem Glückshormone ausgeschüttet werden. Dann sinkt nicht bloß der Blutzuckerspiegel und Fett wird gut verbrannt, sondern durch die Sekretion des Wachstumshormons wachsen auch die Muskeln.

Meditation ist ein wichtiger Bestandteil der östlichen Heilkunst. Wenn man oft meditiert, werden natürlich Glückshormone freigesetzt und die Speicher für Glückshormone größer. In Verbindung mit einfacher Ernährung und leichter Bewegung trägt das wirkungsvoll dazu bei, dass wir einen guten Gesundheitszustand erreichen.

In unserer alternden Gesellschaft werden verschiedene Gesundheitstechniken für alte Menschen propagiert. So empfiehlt man zum Beispiel: »Bewegen Sie sich viel und trainieren Sie Ihren Körper.« Doch das ist meines Erachtens etwas problematisch. Wie bereits gesagt, ist es gewiss schlecht, sich nicht zu bewegen, aber übertriebene sportliche Betätigung ist viel schlimmer. Anstrengenden Sport sollte man nur bis 25 treiben; danach reicht es aus, dafür zu sorgen, dass die Muskeln nicht abnehmen. Um Fett zu verbrennen, ist leichte Bewegung wirkungsvoll. Am wirkungsvollsten ist aber die reichliche Sekretion von Glückshormonen. Wenn man mithilfe von Meditation oder Qigong die Ausschüttung von Glückshormonen aktiviert, werden die Muskeln aus den oben genannten Gründen nicht abnehmen.

Glückshormone verbessern das Gedächtnis

Der Hippocampus (Ammonshorn) ist die zentrale Schaltstation des limbischen Systems. Es handelt sich um eine im Schläfenlappen gelegene Hirnregion, die das Erinnern und die Reaktion auf Umweltbedingungen steuert und auch an der emotionalen Bewertung von Informationen aus der Umgebung des Organismus beteiligt ist.

Es sind die Glückshormone, die den Hippocampus aktivieren und so auch dafür sorgen, dass wir nicht vergesslich werden. Der Hippocampus wird durch den A10-Nerv, der auch die Sekretion von Glückshormonen auslöst, reguliert. Umgekehrt gilt, dass unsere geistigen Fähigkeiten nachlassen, wenn zu wenig Glückshormone ausgeschüttet werden.

Was zum Beispiel unseren Gesichtssinn angeht, so sehen wir mit unseren Augen jeden Tag wirklich eine Menge verschiedene Dinge. Doch haben wir das Gefühl, uns an den größten Teil dieser Eindrücke nicht erinnern zu können. Zum Beispiel sehen wir die Gesichter einiger Leute, mit denen wir S-Bahn fahren, genau vor uns. Doch da es sich um fremde Menschen handelt, scheinen wir uns natürlich nicht mehr an ihre Gesichter zu erinnern.

Allerdings dürfen wir davon ausgehen, dass unser Gehirn alles, was wir einmal gesehen haben, im Gedächtnis speichert, ohne dass es uns als Erinnerung bewusst sein müsste. Der Speicher für diese Erinnerungen ist der Hippocampus. Es ist den Glückshormonen zu verdanken, dass wir später, wenn wir uns aus irgendwelchen Gründen an etwas zu erinnern versuchen, sagen können: »Ah, so ein Gesicht war das damals.«

Glückshormone wirken wie eine Art von Verstärker. Sie verstärken die im Hippocampus registrierten schwachen Erinnerungen, genauso wie man die Lautstärke bei einem Radio aufdreht. Ob unser Gedächtnis gut oder schlecht ist, wird vor allem dadurch bestimmt, wie viele Glückshormone ausgeschüttet werden, und weniger durch unsere intellektuellen Fähigkeiten. Das heißt, das Gedächtnis lässt nach, wenn zu wenig Glückshormone freigesetzt werden.

Gedächtnisschwäche kann außer Verstopfung von Blutgefäßen im Gehirn und Hirnverletzungen noch viele andere Gründe haben. Doch abgesehen davon ist es richtig, dass Glückshormone die Fähigkeit haben, unser Gedächtnis zu verbessern. Um das zu veranschaulichen, möchte ich hier ein Fallbeispiel vorstellen.

Es handelt sich um einen 58-jährigen Mann. Vielleicht lag es an vorzeitiger Alterung, auf jeden Fall war er furchtbar vergesslich, obwohl er eigentlich noch zu jung dafür war. Er konnte sich nicht einmal an das erinnern, was er eine Minute zuvor gesagt hatte. Er zeigte Symptome von Demenz, die der Alzheimer-Krankheit ähnlich waren.

Der Gesundheitscheck ergab, dass er Übergewicht hatte und sein Gesamtcholesterinwert mit 263 mg/dl zu hoch war. Auch ihm wurde das übliche Therapiepaket aus Ernährung, Bewegung und Meditation verordnet. In seinem Fall war mir seine große Liebe zum Angeln eine wertvolle Hilfe. Wenn das Gespräch aufs Angeln kam, leuchteten seine Augen. Also zeigte ich ihm zuerst ein Angelvideo und ließ ihn dann meditieren.

Weil er vorher von seinen Spaziergängen nicht nach Hause zurückgefunden hatte, hatte seine Frau große Probleme und musste ihm wie einem kleinen Kind ein Erkennungsschild mit seiner Telefonnummer umhängen. Nach Abschluss der Therapie war er so weit, dass er nach einem halbstündigen Spaziergang pünktlich wieder nach Hause kam. Da er vor der Behandlung ziemlich reizbar war, hatte sein Verhältnis zu den anderen Familienmitgliedern gelitten. Doch durch die Therapie wurde er auch in die Lage versetzt, wieder normal mit seiner Umgebung zu kommunizieren.

Durch das Angelvideo angeregt, kam er darauf zu sprechen, dass er einmal einen richtig dicken Fisch gefangen hatte, und wir hörten ihm interessiert zu. Weil seine Geschichte auch bei mehrmaliger Wiederholung den gleichen Inhalt hatte, konnten wir erkennen, dass sich sein

Gedächtnis bis zu einem gewissen Grad regeneriert hatte. Anfänglich hatte dieser Mann im Krankenhaus für ziemliche Aufregung gesorgt, denn er behauptete unter anderem, dass die Krankenschwestern sich nicht um ihn gekümmert hätten oder dass seine Frau ihm frische Wäsche gebracht hätte, obwohl sie gar nicht gekommen war; er nahm deswegen sogar anderen Patienten die Wäsche weg.

Die größte Freude für diesen Mann war es, über das Angeln zu reden. Dabei kam er in Stimmung, und sein Gehirn schüttete eine Menge Glückshormone aus. Die Messung der Gehirnwellen ergab, dass die Alpha-Wellen, deren Anteil anfangs sehr niedrig gewesen war, deutlich zugenommen hatten. Sein Gesamtcholesterinwert sank von 263 auf 207 und lag damit innerhalb der Norm. Auch sein Übergewicht war deutlich reduziert. Diese Besserung wurde völlig ohne Nebenwirkungen erreicht, und man könnte sagen, dass sie vor allem den Glückshormonen zu verdanken war.

Nach Abschluss der Wachstumsperiode beginnt die Gehirnfunktion allmählich nachzulassen. Ganz konkret bedeutet das, dass von den mehreren hundert Milliarden Neuronen täglich bis zu 100 000 absterben. Natürlich gibt es dabei individuelle Unterschiede. Wenn häufig aktiver Sauerstoff gebildet wird und immer wieder Noradrenalin und Adrenalin ausgeschüttet werden, beschleunigt sich die Vernichtung von Gehirnzellen. Wenn dagegen genügend Glückshormone freigesetzt werden,

werden mit dem Hippocampus als Zentrale diejenigen Teile des Gehirns aktiviert, die mit dem Lernen und Erinnern zu tun haben, und so kann die Gesundheit des Gehirns bewahrt werden.

Aktiven Sauerstoff neutralisieren

Die Sauerstoffmenge, die dem Menschen in seinem ganzen Leben zugemessen ist, beträgt angeblich etwa 21 Millionen Liter. Das ist die Menge, die wir in unserem Körper verbrauchen können. Bei vielen Stoffwechselvorgängen entsteht automatisch eine gewisse Menge an aktivem Sauerstoff bzw. freien Radikalen. Kalorienreiche Nahrung führt dazu, dass der Körper mehr arbeiten muss und mehr aktiver Sauerstoff produziert wird.

Aber je weniger aktiver Sauerstoff gebildet wird, desto besser. Um die Bildung von aktivem Sauerstoff zu reduzieren, sollten wir Stress möglichst verhindern und den Sauerstoffverbrauch auf das notwendige Minimum beschränken. Die Nahrungszufuhr steht damit in engem Zusammenhang. Ebenso wie beim Sauerstoff wäre es auch bei der Nahrungszufuhr denkbar, dass uns im Leben eine festgesetzte Menge Nahrung zugedacht ist. Wir könnten uns vorstellen, vom Zeitpunkt der Geburt an ein Konto mit einem bestimmten Nahrungsvorrat zu besitzen, von dem wir im Lauf unseres Lebens immer wieder etwas abheben und verbrauchen würden.

Nehmen wir einmal an, auf diesem Konto wären 100 Millionen Yen deponiert; wenn wir davon jedes Jahr 1 Million Yen ausgeben würden, würde es hundert Jahre dauern, bis das Konto leer wäre. Doch wenn wir jährlich 2 Millionen Yen verspeisen würden, wäre das Konto schon nach fünfzig Jahren, also in der Hälfte der Zeit, leer. So geht es uns, wenn wir zu viel essen.

Wer sich so verhält, hat sich dafür entschieden, »dick und kurz« statt »dünn und lang« zu leben, wie es in Japan heißt. Nahrung ist zwar notwendig, um unseren Energiebedarf zu decken, aber es wäre ein Irrtum zu glauben, dass Essen an sich stets etwas Gutes ist. Da wir Gefahr laufen, durch aktiven Sauerstoff vergiftet zu werden, sollten wir einerseits möglichst geringe Nahrungsmengen effektiv verwenden und andererseits den entstandenen aktiven Sauerstoff neutralisieren. Um Nahrung effektiv zu nutzen, ist zu empfehlen, Glückshormone einzusetzen. Auch in der Natur gibt es zahlreiche Substanzen, die aktiven Sauerstoff neutralisieren können. Das wird in der folgenden Tabelle 14 veranschaulicht.

Aus dieser Tabelle können Sie ablesen, dass Wasserstoff diejenige Substanz ist, die Sauerstoff am besten neutralisiert. Sauerstoff hat ein Redoxpotenzial von +820 Millivolt, während Wasserstoff -420 Millivolt hat. Auch für unsere körperliche Gesundheit ist es gut, wenn wir selbst möglichst im Minusbereich sind. Bei einem neugeborenen Säugling liegt dieser Wert generell zwischen 0 und -100 Millivolt. Je älter wir werden, desto mehr geht der

Wert in den Plusbereich. Folglich sollten wir bei allem, was wir zu uns nehmen, darauf achten, dass es möglichst im oder nahe am Minusbereich ist.

In dieser Tabelle liegt Leitungswasser am weitesten auf der Plusseite. Das bedeutet, dass Leitungswasser der Ge-

Tab. 14: Redoxpotenzial von Nahrungsmitteln und Getränken

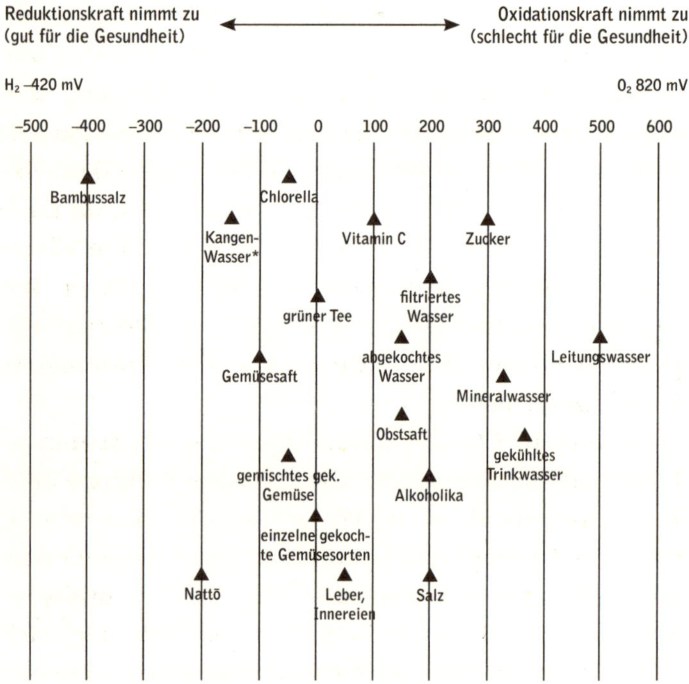

* *Kangen-Wasser* ist eine in Japan, USA und anderswo weit verbreitete Form ionisierten, alkalisierten, antioxidativen Tafelwassers.

sundheit abträglicher ist, als Medikamente es sind, und zwar deshalb, weil unser Wasser gechlort wird, um seine hygienische Sicherheit zu garantieren. Dahinter steht eine Denkweise, die ich als eine der größten Fallen für den modernen Menschen bezeichnen möchte. Die Idee, Chlor zu benutzen, um Mikroben abzutöten, entspricht dem Prinzip der symptomatischen Behandlung, genauso wie man gegen Insekten Insektengift spritzt oder gegen Infektionskrankheiten Antibiotika verabreicht. Zunächst scheint das ja auch zu wirken. Auf lange Sicht löst man damit aber die Probleme nicht, sondern schafft viele neue. Wenn man sich auf Antibiotika verlässt, lässt man sich auf einen endlosen Wettlauf ein, der dazu führt, dass sich der Gesundheitszustand nach und nach verschlechtert. Durch den Zusatz von Chlorgas oder Chlorverbindungen zum Leitungswasser werden übrigens auch weitere chemische Reaktionen ausgelöst, bei denen die Gefahr besteht, dass kanzerogene Substanzen entstehen.

Noch mehr Chemie enthält das Wasser in Schwimmbädern, denn da wird zusätzlich Kalium-, Natrium- oder Kalzium-Hypochlorid ins Wasser gegeben. Das ist zwar von den Gesundheitsämtern in Japan und anderswo vorgeschrieben, erscheint mir aber ziemlich unsinnig. Schwimmen soll gut für die Gesundheit sein, doch sich in Wasser zu bewegen, in das Desinfektionsmittel in den üblichen Mengen geschüttet wurden, ist nach meiner Ansicht ein Verhalten, das der Gesundheit alles andere als förderlich ist. Vielmehr verhält man sich dabei so, als wollte man sich absichtlich vergiften. An früherer Stelle habe ich erwähnt, dass die durchschnittliche Lebenserwartung von Leistungssportlern kürzer als die von gewöhnlichen Sterblichen ist. Mir scheint, dass sie bei Wassersportlern nur deshalb nicht noch kürzer ist, weil die meisten von ihnen nicht lange aktiv sind.

Heutzutage gehen viele Kinder zum Schwimmunterricht, und auch viele Erwachsene schwimmen aus gesundheitlichen Gründen. Wenn man dabei aber den gegenwärtigen Zustand der Schwimmbäder berücksichtigt und dann die positiven Seiten des Schwimmens gegen die negativen des Chemikalieneinsatzes aufrechnet, ist das Schwimmen in öffentlichen Bädern meines Erachtens eher eine Gefahr für die Gesundheit. Die Gesundheitsbehörden begründen ihre Vorschrift damit, dass ungechlortes Wasser bakteriell belastet und nicht zum Schwimmen geeignet sei. Aber inzwischen gibt es verschiedene natürliche Verfahren zur Desinfizierung von Wasser, zum Beispiel mit Ozon oder ultravioletten Strahlen.

In jüngster Zeit nimmt die Zahl der Kinder mit Hautproblemen stark zu. Insektizide, Agrarchemikalien und chemische Medikamente wie Antibiotika sowie gechlortes Wasser in Schwimmbecken und gechlortes Leitungswasser – meiner Meinung nach wirken die verschiedensten Faktoren zusammen und machen die Kinder krank.

Es ist nicht zu empfehlen, einfach Wasser aus der Leitung zu trinken. Da unser Körper zu zwei Dritteln aus Wasser besteht, müssen wir ihm täglich Wasser zuführen. Ich denke, dass Wasser von schlechter Qualität die Alterung beschleunigt und Zivilisationskrankheiten verursacht. Auf jeden Fall möchte ich Ihnen raten, das Leitungswasser zu filtrieren, bevor Sie es trinken. Handelsübliches Mineralwasser ist natürlich weitaus sicherer als Leitungswasser, aber auch wesentlich teurer. Einmaliges Abkochen von Leitungswasser genügt bereits, um die Wasserqualität zu verbessern. Auch wenn das Filtern oder Abkochen etwas Zeit und Geld kosten, sollten Sie sich um Ihrer Gesundheit willen diese Mühe machen.

Nattō – das allerbeste japanische Lebensmittel

Unter den zahllosen Nahrungsmitteln gilt *Nattō*[*] in Japan als dasjenige, das der Belebung der Gehirnzellen am meisten nützt. Nattō, das ein elektrisches Redoxpotenzial von etwa –200 hat *(s. Tab. 14)*, darf man zu Recht als das beste natürliche japanische Lebensmittel bezeichnen. Auf meinem eigenen Speiseplan darf Nattō niemals fehlen.

---

* *Nattō* ist ein traditionelles, sehr nahrhaftes japanisches Lebensmittel und besteht aus fermentierten Sojabohnen.

Früher gehörten zum traditionellen vegetarischen Essen in buddhistischen Tempeln in Japan viele verschiedene fermentierte Soja- und Weizenprodukte wie *Tōfu*, *Tempeh** und *Yuba*, also Produkte, die ähnlich günstige Eigenschaften aufweisen wie Nattō. Sojabohnen und ihre Produkte enthalten qualitativ besonders hochwertiges pflanzliches Protein, sind preiswert und überall erhältlich.

Das gilt auch für *Miso*. Fermentierte Sojabohnenprodukte haben eine optimale Zusammensetzung von Aminosäuren, und deshalb eignen sie sich bestens als Ausgangsmaterial für Glückshormone. Besonders in Verbindung mit Reis gilt, dass in Sojabohnen die im Reis fehlenden Aminosäuren enthalten sind – und umgekehrt. Daher gleichen Reis und Sojabohnen gegenseitig ihre Lücken aus und liefern uns die beste Kombination von Aminosäuren.

Als vor Kurzem ein unglaubliches Wunderkind mit einem IQ von 200 aus Amerika nach Japan kam, hat das natürlich für ziemliches Aufsehen gesorgt. Die Mutter des Jungen stammte aus einer japanischen Auswandererfamilie und soll während der Schwangerschaft massenhaft Nattō verspeist haben. Im Fernsehen wurde gezeigt, dass auch ihr Sohn von klein auf ein großer Nattō-Fan war und bis heute täglich Nattō isst. Man kann ihn als le-

* *Tempeh* ist ein aus Indonesien stammendes fermentiertes Sojabohnenprodukt, das als vollwertiger vegetarischer Fleischersatz benutzt werden kann.

benden Beweis dafür bezeichnen, dass Nattō die Aktivität der Gehirnzellen fördert.

Wie in Tabelle 14 zu sehen, sind Innereien wie Leber oder Nieren zwar nicht ganz so gut wie Nattō, gehören aber trotzdem zu den empfehlenswerten Nahrungsmitteln. Bei den Innereien von Rind, Schwein und Huhn besteht allerdings das Problem, dass es je nach Produktqualität, Art der Zubereitung und des Verzehrs große Unterschiede im Redoxpotenzial gibt. Trotzdem handelt es sich hierbei um Nahrungsmittel, die aktiven Sauerstoff neutralisieren.

Neben Nattō ist vor allem japanischer grüner Tee empfehlenswert. Sein Redoxpotenzial ist null und damit noch relativ günstig; dicht daneben liegt der Redoxwert für Chlorella-Algen *(s. Tab. 14)*, die den grünen Tee leicht übertreffen. Chlorella-Algen sind unter anderem deshalb so günstig, weil Pflanzen gut mit aktivem Sauerstoff fertig werden. Da Pflanzen ständig dem Sonnenlicht ausgesetzt sind, entsteht aktiver Sauerstoff in großen Mengen, der dann neutralisiert werden muss. Pflanzen haben verschiedene Abwehrmechanismen entwickelt, damit sie im Sonnenlicht nicht zu schnell verwelken. Ihr großes Geheimnis ist Chlorophyll, und Chlorella enthält konzentriertes Chlorophyll. Ich selbst nehme Chlorella, seit ich darauf aufmerksam wurde, und bin davon überzeugt, dass es den Alterungsprozess deutlich bremst. Selbst heute, wo ich Mitte fünfzig bin, höre ich von meinem Gegenüber oft den überraschten Ausruf:

»Sie sehen aber jung aus!«, weil meine Haare noch ganz schwarz sind.

Aus demselben Grund ist grüner Tee als antioxidatives Getränk zu empfehlen. Weil auch (hell-)grünes Gemüse Chlorophyll und die antioxidativen Vitamine A, C, E enthält, sollten wir die entsprechende frische Ware geschickt zubereiten und reichlich verzehren. Außerdem kann ich in diesem Zusammenhang Gelée Royale als Nahrungsergänzung empfehlen.

Was passiert, wenn sich Stress ansammelt?

Wie Sie sicher wissen, ist der Harnsäurewert ein wichtiger Indikator für Gicht. Wenn sich im Körper zu viel Harnsäure ansammelt, bilden sich nadelförmige Kristalle, die starke Schmerzen verursachen, wenn sie mit den Nerven in Berührung kommen. Harnsäure ist eine Art Verbrennungsrückstand, der bei der Neubildung von Zellen zurückbleibt und gewöhnlich im Harn aus dem Körper ausgeschieden wird. Wenn Harnsäure im Körper übermäßig zunimmt, lässt sie sich nicht mehr gut ausscheiden; und wenn sie sich ansammelt, entstehen Kristalle. Das führt letzten Endes zu Gicht und verursacht Nierenschäden und Steinbildung in den Harnwegen.

Außer übertriebenem Sport oder starkem Stress können auch Nahrungsmittel zur Ursache von Gicht werden, vor allem stark purinhaltige Lebensmittel wie Fleisch, Muscheln oder die Innereien von Fischen. Weil Gourmets oft von Gicht betroffen sind, geben ihnen die Ärzte bei zu hohen Harnsäurewerten den Rat, sich mit dem Schlemmen zurückzuhalten. In jüngster Zeit hat man außerdem entdeckt, dass das Vorhandensein von Harnsäure mit starker Bildung von aktivem Sauerstoff verbunden ist. Weil sich nicht einfach nur Harnsäure ansammelt, sondern sich dabei auch aktiver Sauerstoff entwickelt, werden die Zellen beschädigt und es kommt zu Entzündungen. Wenn die Nieren davon betroffen sind, wird die Ausscheidung von Urin erschwert, und das kann dazu führen, dass man durch chronische Nierenbeschwerden sein Leben verkürzt.

Wenn wir krank werden, nehmen wir meistens rasch ein Medikament. Wenn wir Kopfschmerzen haben, hilft uns eine Tablette gegen Kopfweh. In solchen Fällen haben wir die Vorstellung, dass das Medikament unser Verbündeter ist. Auch wenn es mir schwerfällt, muss ich Ihnen als Arzt ganz offen sagen, dass fast alle Medikamente für Ihren Körper Gift sind. Nehmen wir einmal an, Sie würden ein einfaches Schmerzmittel nehmen. Eigentlich dient es dazu, die Granulozyten, eine Art von weißen Blutkörperchen, die eingedrungene Bakterien beseitigen sollen, zu aktivieren. Auch wenn die Granulozyten keine Feinde haben, die sie beseitigen könnten, beginnt nun reichlich aktiver Sauerstoff zu entstehen.

Im Magen existiert das bekannte Stäbchenbakterium

Helicobacter pylori. Wenn dieses Bakterium mit weißen Blutkörperchen in Berührung kommt, bildet sich ebenfalls aktiver Sauerstoff. Der aktive Sauerstoff wird zu Wasserstoffperoxid (H_2O_2), das sich mit dem Chlor im Magen zu hypochloriger Säure ($HClO$) verbindet. Wenn im Körper solchc Chlorverbindungen gebildet werden und mit Harnsäure reagieren, entstehen hochgiftige kanzerogene Substanzen. Außerdem gibt es noch viele andere kanzerogene Verbindungen, die in unserem Körper entstehen können.

Bei Magenkrebs kommt es zu chemischen Reaktionen mit kanzerogenen Substanzen, während sich der Magen durch Stress und Alkohol entzündet hat. Es ist davon auszugehen, dass Krebs entsteht, wenn aktiver Sauerstoff gebildet wird und bestimmte Gene beschädigt werden. Außerdem wird die Durchblutung durch Entzündungen behindert. Wenn es gelingt, diesen Zustand zu ändern, sinkt die Wahrscheinlichkeit einer Krebserkrankung deutlich. Wenn man raucht, wird die kanzerogene Kohlenwasserstoffverbindung Benzpyren aufgenommen. Doch auch in geräucherten Nahrungsmitteln ist Benzpyren enthalten. Wenn Nitritverbindungen, die zur Färbung von Schinken benutzt werden, im Magen mit Eiweißbestandteilen reagieren, entstehen ebenfalls kanzerogene Substanzen, die Nitrosamine.

Wenn man alle durch den Mund zugeführten Stoffe auf das Risiko kanzerogener Wirkungen untersuchen würde, käme man nie ans Ende. Was ich aber damit an dieser Stelle zum Ausdruck bringen möchte, ist die Tatsache, dass all diese Prozesse mit aktivem Sauerstoff zu tun haben und es zahlreiche Substanzen und Reaktionen gibt, welche die Bildung von aktivem Sauerstoff fördern. Weil auch in der Natur aktiver Sauerstoff entsteht, wäre es unmöglich, das alles im Einzelnen zu untersuchen.

In diesem Zusammenhang möchte ich noch einmal nachdrücklich darauf hinweisen, dass Stress einer der Hauptfaktoren für die Entstehung von aktivem Sauerstoff ist. Auch wenn Nahrung und andere Faktoren dabei eine Rolle spielen mögen, so ist Stress doch die Hauptquelle. Stress bedeutet, dass Noradrenalin und Adrenalin ausgeschüttet werden. Aus diesem Grund entsteht Krebs, werden die Blutgefäße im Gehirn blockiert, wird der Mensch von verschiedenen Krankheiten befallen, und statt die ursprüngliche Spanne von 120 bis 125 Jahren auszuleben, sterben wir frühzeitig mit etwa achtzig Jahren. Deshalb kann man ohne Übertreibung behaupten, dass der aktive Sauerstoff die stärkste Bedrohung für unsere Gesundheit darstellt.

Wenn man der Sache weiter auf den Grund geht, erweist sich Stress als unser allergrößter Feind. Doch was ist Stress? Es ist eine dem Organismus auferlegte seelische oder physiologische Verzerrung oder Belastung; einfach gesagt bedeutet Stress auch, auf etwas mit negativ-ablehnender Einstellung zu reagieren. Auch in Situationen, wo wir Unsicherheit, Sorge, Frustration, Hass, Eifersucht,

Neid oder Komplexe empfinden und sich unsere Gedanken ins Negative verkehren, leiden wir unter Stress.

Was uns hilft, sind die Glückshormone. Wenn in solchen Situationen Glückshormone ausgeschüttet werden, hat der Stress keine negativen Wirkungen. Beim Stress gibt es solchen mit negativen Wirkungen (»Disstress«) und solchen mit positiven Wirkungen (»Eustress«), und das richtet sich letztlich nach unserer Reaktion auf den Stress. Wenn man zum Beispiel Fisch isst, der beim Grillen leicht verkohlt ist, und sich dabei besorgt fragt: »Ist das in Ordnung? Das sind doch kanzerogene Substanzen?«, so erzeugt man negativen Stress. Wenn man sich beim Trinken vorstellt, dass die Leber durch Alkoholgenuss geschädigt wird, ist klar, dass dies nicht gut für die Leber ist.

Beim Rauchen macht sich mancher Raucher vielleicht Sorgen wegen Lungenkrebs und hat ein schlechtes Gewissen. Ob das als Grund ausreicht, um Lungenkrebs zu bekommen, weiß ich nicht; sicher ist aber, dass es so zur Sekretion von Adrenalin kommt. Da Adrenalin aber die Bildung von aktivem Sauerstoff fördert, kann man zumindest mit Gewissheit sagen, dass man sich durch solche negativen Gedanken auf materieller Ebene zusätzlich schadet.

Wenn man die gleiche Zigarette raucht und dabei denkt: »Gott sei Dank, die Arbeit ist endlich geschafft. Ah, schmeckt die gut!«, dann wird das Glückshormon Beta-Endorphin ausgeschüttet. Weil es sich hier ebenfalls um eine materielle Substanz handelt, kommt es im Körper zu einer positiven Veränderung, und die schädliche Wirkung des Rauchens wird verringert.

Wenn zwei Personen mehrere Jahre lang in gleichem Maße entweder negative oder positive Gedanken ansammelten, würde man sehen, dass sich bei den beiden allmählich große Unterschiede zeigten. In diesem Experiment würden die beiden Personen, die bis zur vollständigen Entwicklung des Gehirns im Alter von 25 Jahren unter völlig identischen körperlichen Bedingungen aufgewachsen wären, als ein positiv denkender Mensch und als ein negativ denkender Mensch auseinandergehen. Wenn sie sich nach zwanzig Jahren wieder begegneten, würden sie sicher so aussehen, als bestände zwischen ihnen im Gesundheitszustand und in der Alterung ein Unterschied von vielen Jahren. Deshalb kann man durchaus sagen, dass derjenige, der für die Freisetzung von Glückshormonen sorgt, auch sein Leben im Griff hat.

Oxidation ist gefährlich

Wenn wir die Rolle des Sauerstoffs in unserem Leben betrachten, erkennen wir, wie zweischneidig seine Wirkungen für uns sind. Zuallererst ist Sauerstoff ein für uns Menschen lebensnotwendiges Element. Das trifft nicht nur für den Menschen zu, sondern für fast alle Lebewesen auf der Erde. Dahinter steht die Tatsache, dass Sauerstoff unsere wichtigste Energiequelle ist. Wir tierischen Lebewesen nehmen von außen Nährstoffe in unseren Körper auf, verbrennen sie mit Sauerstoff und gewinnen so Energie. Ohne dieses Element könnten sowohl der Mensch als auch die meisten anderen Lebewesen auf der Erde nicht existieren.

In diesem Sinne ist Sauerstoff einerseits ein zuverlässiger Verbündeter für uns, andererseits sorgt er in Form von aktivem Sauerstoff in der schon dargestellten Weise dafür, dass wir krank werden, altern und zuletzt unser Leben verlieren. Im Folgenden möchte ich ein paar leicht verständliche Beispiele für die giftigen Wirkungen des Sauerstoffs geben. Dabei handelt es sich um verschiedene Veränderungen, die der Luftsauerstoff verursacht:

1. Eisen wird rostig;
2. Gummi verliert seine Elastizität;
3. Butter und Speiseöle werden ranzig;
4. geschälte Äpfel werden bräunlich.

Warum wirkt dasselbe Element, das uns am Leben erhält, als Gift für uns? Um das zu begreifen, ist es notwendig, einen Blick auf die ursprüngliche Lebensweise der Mikroorganismen in erdgeschichtlich frühen Zeiten zu werfen. Als in jener Urzeit Leben auf der Erde entstand, konnten die Urmikroben ohne Sauerstoff, das heißt »anaerob«, leben. Tatsächlich war ihr Stoffwechsel so organisiert, dass ihnen Sauerstoff sogar geschadet hätte. Irgendwann begannen jedoch die Algen, die mithilfe von Sonnenlicht Energie erzeugen, sich zu vermehren und ihre Stoffwechselabfälle in Form von Sauerstoff abzugeben. Das ist genau der umgekehrte Vorgang wie beim Menschen, der Sauerstoff einatmet und Kohlendioxid ausatmet. Weil die Algen im Lauf von unendlich langen Zeiträumen auf diese Weise massenweise Sauerstoff abgaben, wurden die Mikroorganismen, die in einem Milieu ohne Sauerstoff gelebt hatten, dezimiert, und das führte irgendwann einmal dazu, dass fast alle anaeroben Mikroben ausstarben.

In der Folge tauchten dann Mikroorganismen auf, die den Sauerstoff zum Leben nutzen konnten. Diese Mikroorganismen werden als »aerob« bezeichnet, und weil die heutige Erde von einer sauerstoffhaltigen Lufthülle umgeben ist, ist sie zum Reich der aeroben Mikroorganismen geworden. Nur wenige anaerobe Arten haben sich tief im Erdboden, in der Tiefsee oder im Inneren unseres Darms erhalten, also an Plätzen, wo sie nicht mit Luft in Kontakt kommen.

Außerdem existiert in unserem Körper ein Relikt jener Mikroorganismen, denen Sauerstoff zuwider war, und zwar im Kern unserer Körperzellen. In der Umgebung des Zellkerns befinden sich die sogenannten Mitochondrien, die in der Zelle die Funktion von winzigen Kraftwerken haben. Wenn die Vitalität der Mitochondrien nachlässt, kommt ein Teil des Zellkerns mit Sauerstoff in Kontakt. Wenn man diesen Vorgang unter dem Mikroskop beobachtet, kann man sehen, wie der Zellkern von diesem Moment an erstaunlich schnell stirbt. Daraus kann man erkennen, dass Sauerstoff zur Erzeugung der lebensnotwendigen Energie notwendig ist, unter vielen anderen Bedingungen aber als Gift betrachtet werden muss.

Nehmen wir einmal an, man könnte Sauerstoff in Kapseln füllen, diese lediglich ganz vorsichtig bei der Energieerzeugung benutzen und ansonsten in einem Milieu ohne Luft leben. Vermutlich könnte der Mensch dann mehrere hundert Jahre lang leben. So toxisch ist Sauerstoff für uns. Als Beweis dafür lassen sich auch solche Lebensmittel anführen, die an der Luft schnell geschädigt werden. Wenn Fleisch oder Fisch mit Sauerstoff in Kontakt kommen, werden sie in sehr kurzer Zeit schlecht. Hier haben wir es mit dem Phänomen der Oxidation zu tun. Wenn man oxidierte Nahrungsmittel isst, nimmt man oxidierte Substanzen auf. Das wäre ungefähr so, als würde man Rost zu sich nehmen. Durch Zufuhr oxidierter Substanzen schreitet die Oxidation im Körper voran.

Antioxidanzien sind Substanzen, welche die Oxidation hemmen. Die Vitamine A, E und C haben eine solche Wirkung. Pflanzliche Lebensmittel wie Gemüse, grüner Tee und Kräuter enthalten antioxidative Substanzen, weil die Pflanzen selbst Antioxidanzien produzieren, um Oxidation zu verhindern. Durch den Verzehr solcher Lebensmittel können wir die antioxidativen Kräfte unseres Organismus stärken. Zu diesem Zweck sind auch Säfte zu empfehlen, die man aus erntefrischem Gemüse oder Obst zubereitet und gleich trinkt. Wenn man dagegen Saft in Dosen füllt und noch so gut lagert, kann man ein bestimmtes Maß von Oxidation nicht verhindern. Um unserer Gesundheit willen sollten wir auf keinen Fall überalterte Nahrungsmittel zu uns nehmen.

Auch für Sushi sollte man den Fisch nicht im Voraus klein schneiden, weil dann die Oxidation von der Schnittfläche aus voranschreitet. Man sollte sich den Luxus gönnen und nur solches Sushi essen, das mit frisch abgeschnittenen Stückchen Fisch zubereitet wurde. Wenn man bei Sushi auf Bestellung und bei frisch an der Theke zubereitetem Sushi den Frischegrad wissenschaftlich exakt messen würde, würde man sicher große Unterschiede feststellen. Bei unserer Ernährung achten wir vornehmlich darauf, was wir essen und welche Menge wir essen sollen, aber mindestens genauso wichtig sollte uns die Frage sein, wie frisch die Zutaten sind.

Im Hinblick auf Frische gibt es unter den heutigen Nahrungsmitteln eine Produktgruppe, bei der besondere Vorsicht am Platz ist: die unter Verwendung von Öl hergestellten Fertigprodukte, für die fast ausschließlich Pflanzenöle verwendet werden. Diese Öle haben einen hohen Anteil ungesättigter Fettsäuren mit relativ instabiler molekularer Struktur. Wenn sie in diesem Zustand in den Körper gelangen, verbinden sie sich leicht mit dem ebenso instabilen aktiven Sauerstoff. Dabei entstehen oxidierte Fette, die zum »Rosten« des Körpers, zur Alterung und Entstehung von Zivilisationskrankheiten beitragen.

Warum werden aktive Menschen im Rentenalter krank?

In letzter Zeit scheint allen Leuten klar zu sein, dass der Schlüssel zu Gesundheit und Jugendlichkeit in der Ernährung liegt, und die Zahl derer, die sich um gesunde Ernährung bemühen, hat erheblich zugenommen. Das hängt sicher damit zusammen, dass man ohne Gesundheit die Möglichkeiten eines verlängerten Lebens in einer alternden Gesellschaft nicht richtig genießen kann. Auf der anderen Seite dominieren weiterhin die drei großen Zivilisationskrankheiten Krebs, Herzkrankheiten und Gefäßschäden im Gehirn und machen das Leben zahlreicher Menschen düster und leidvoll. Zusätzlich hat in letzter Zeit die Zahl der Menschen zugenommen, die Probleme mit der Alterung des Gehirns und Demenz haben.

Auch wenn man selbst noch weit weg von einem so hohen Alter ist, spüren doch ziemlich viele Leute, dass ihre jugendliche Gesundheit und Energie nachlassen. Auch erlebt man in vielen Fällen, dass Leute im aktivsten Alter von schweren Krankheiten befallen werden und ihr Leben auf halber Strecke beenden müssen, oder dass wie besessen arbeitende Workaholics und »Businesskrieger« beim Übergang in die Pensionierung plötzlich ihre Energie verlieren.

In diesem Zusammenhang hat die Weltgesundheitsorganisation (WHO) ein aufschlussreiches Experiment durchgeführt. Dabei ging es darum, gesunde und arbeitsame Personen einfach nicht arbeiten zu lassen. Sie durften nicht arbeiten, hatten dafür aber eine Menge freie Zeit und bekamen außerdem noch Nahrung und Geld, sodass sie sich nach Belieben hätten amüsieren können. Schon bald zeigten sich bei diesen Personen die ersten Symptome von Zivilisationskrankheiten. Dieses WHO-Experiment bewies, dass Arbeit gut für die Gesundheit ist. Menschen, die ihre Arbeit lieben und darin den Sinn ihres Lebens sehen, tun ihre Arbeit mit vollem Eifer. Dadurch erreichen sie einen Zustand, in dem reichlich Glückshormone freigesetzt werden. Wenn man einen arbeitsfreudigen Menschen nicht arbeiten lässt, führt das dazu, dass die Neutralfette (Triglyzeride) in seinem Organismus zunehmen, die Blutzuckerwerte steigen und er relativ schnell erkrankt. So ist es auch medizinisch leicht zu erklären, dass viele Leute nach der Pensionierung krank und dement werden. Beängstigend ist in dieser Hinsicht die Tatsache, dass in der heutigen Gesellschaft den Menschen beim Eintritt in den »Ruhestand« automatisch solche Verhältnisse geboten werden, wie sie für das WHO-Experiment charakteristisch sind. Dabei kommt dieser Zeitpunkt für viele in einem Alter, in dem man sehr wohl noch aktiv tätig sein kann. Stattdessen teilt man den Betroffenen einfach mit: »Sie haben genug geschafft, vielen Dank!«, und zwingt sie dazu, die Arbeit an den Nagel zu hängen.

Das WHO-Experiment hatte nachgewiesen, dass sich bei Menschen unter solchen Bedingungen schnell Krankheitssymptome zeigen. Doch auch in der modernen japanischen Gesellschaft entwickeln sich Verhältnisse, durch welche arbeitsfähige Leute in die Krankheit getrieben werden. Da muss man sich für die Zukunft fragen, ob Japan unter diesen Umständen weiterhin die langlebigste Bevölkerung der Welt haben wird.

Wie ich in Kapitel 1 anhand der Maslowschen Bedürfnispyramide erklärt habe, haben die Menschen verschiedene Bedürfnisse. Bei diesen Bedürfnissen gibt es eine natürliche Rangfolge, und erst wenn das Bedürfnis auf einer tieferen Stufe erfüllt ist, kann man eine Stufe weiter nach oben gehen. Wie weit wir auf dieser Stufenleiter emporsteigen, hängt allein von den individuellen Bemühungen ab. Welche Wünsche und Bedürfnisse haben wohl unsere Zeitgenossen? Für den Gesundheitsbereich habe ich sie in der folgenden Liste zusammengefasst:

1. Jugend und Schönheit bewahren;
2. von Demenz oder Alzheimer verschont bleiben;
3. lang und gesund leben;
4. ein gutes Gedächtnis behalten;
5. die Alterung verlangsamen;

6. bis zuletzt aktiv und tätig bleiben;
7. die Müdigkeit loswerden;
8. von Zivilisationskrankheiten, vor allem von Krebs, verschont bleiben;
9. abnehmen;
10. Stress abbauen;
11. gemütlich leben;
12. die Vitalität bewahren.

Wenn all diese Wünsche erfüllt sind, wird das Leben der Betroffenen von Freude und Energie erfüllt sein, und wenn die Zahl solcher Menschen zunimmt, wirkt das belebend auf die gesamte Gesellschaft.

Drei Punkte, um das Gehirn durch Ernährung zu aktivieren

Man kann durchaus sagen, dass auf die Frage, was Krankheit sei, bisher folgende Auffassung vorherrschte: »Unter Krankheit versteht man Störungen, die im Körper einer Person auftreten.« So untersucht der Arzt den Organismus eines Patienten, entnimmt Blutproben und betrachtet das EKG, und weil alles normal ist, erklärt er ihn für gesund. Doch mit dieser Vorgehensweise ist es nicht möglich, einen wirklich gesunden Menschen und eine wirklich gesunde Gesellschaft zu schaffen. Wenn der Arzt nicht weiß, welche Auffassung vom Leben dieser Mensch hat oder welche Stellung er in der Gesellschaft oder Familie einnimmt, kann er ihn nicht wirklich gesund machen. Auch wenn er den gegenwärtigen Zustand diagnostizieren kann, indem er das harmonische Funktionieren im Inneren eines einzelnen Körpers erfasst, weiß er nicht, was sich daraus in Zukunft entwickeln wird. Wenn keine Harmonie zwischen Körper, Geist und Gesellschaft herrscht, kann man nicht von wahrer Gesundheit sprechen.

Die Zeiten, in denen die ärztliche Behandlung ausschließlich auf Krankheiten ausgerichtet war, sind vorüber. Von nun an sollten die Mediziner sich darum kümmern, dass die Leute nicht krank werden, und über Prävention nachdenken. Um dieses Ziel zu erreichen, müssen sie die Menschen dazu anleiten, sich richtig zu ernähren, sich ordentlich zu bewegen und Stress abzubauen.

Entspannung beziehungsweise Meditation ist das beste Mittel, um Stress auszugleichen; bei Bewegungsmangel sollte man sich zuerst Muskeln antrainieren und anschließend darauf achten, dass man sie nicht wieder verliert. Bei der Ernährung sollten wir unbedingt die folgenden drei Punkte beachten:

1. hochwertiges Eiweiß (Aminosäuren) zu sich nehmen;
2. die Verstopfung der Blutgefäße verhindern;
3. den aktiven Sauerstoff neutralisieren.

Diese drei Punkte sind wichtig, um durch richtige Ernährung die Gesundheit des Gehirns zu bewahren. Was Punkt 1 angeht, so habe ich bereits an früherer Stelle erwähnt, dass Eiweißstoffe aus Aminosäuren gebildet werden. Weil in Eiweißverbindungen Aminosäuren wie an einer Kette aneinandergereiht sind, brauchen wir Aminosäuren als Baustoffe. Wenn wir nicht täglich hochwertiges Eiweiß in ausreichender Menge zuführen, baut das Gehirn rasch ab. Natürlich gibt es dabei individuelle Unterschiede. Wenn die Gehirnzellen aktiviert werden, wird der Verlust von Gehirnzellen verlangsamt.

Für die Produktion von Glückshormonen spielt die bereits mehrfach erwähnte Aminosäure Tyrosin eine besonders wichtige Rolle. Als einzelne organische Verbindung ist Tyrosin relativ einfach gebaut; in ihrer Struktur ähnelt sie den natürlichen Morphinen, und ihre Wirkung darf man sich wie die von Morphinen vorstellen. Im Gegensatz zu Morphinen besteht bei Tyrosin allerdings nicht das Risiko von Abhängigkeit oder Nebenwirkungen. Da Aminosäuren nicht wie die Fette im Körper gespeichert werden können, sollten wir uns täglich genug Nahrung zuführen, welche die lebensnotwendigen Aminosäuren in ausreichender Menge enthält. Konkrete Beispiele für solche Nahrungsmittel: Fleisch, Fisch und Hülsenfrüchte sind die beste Quelle für hochwertiges Eiweiß. Weil die Glückshormone nicht ausschließlich aus Tyrosin gebildet werden, sollte man viele verschiedene Aminosäuren zu sich nehmen.

Bei Punkt 2 geht es darum, die Ablagerungen in den Blutgefäßen zu verhindern. In Kapitel 2 habe ich bereits erklärt, dass der Schlüssel dazu bei den Muskeln liegt, die bekanntlich als zweites Herz funktionieren. Doch weil das meiste, was in unseren Körper eindringt, mit Nahrung zu tun hat, sollten wir in dieser Hinsicht besonders vorsichtig sein. In diesem Zusammenhang muss an erster Stelle auf Fett geachtet werden. Weil es Fette sind, die unser Essen schmackhaft machen, essen wir letztlich alle gern fetthaltige Speisen. Wir sollten also nicht versuchen, beim Essen einfach Fett zu meiden, sondern lieber darauf achten, uns insgesamt kalorienarm zu ernähren. Denn wenn man Fett völlig weglässt, schmeckt das Essen nicht mehr, und der Genuss geht verloren. Aber man kann ohne Übertreibung sagen, dass Völlerei ein großer Feind unserer Jugendlichkeit und Langlebigkeit ist.

Warum ist es so schlecht, zu viel zu essen? Weil sich Fette mit Vorliebe in den Adern ablagern. Fett wird zuerst in den Blutgefäßen, dann in der Leber und zuletzt unter der Haut gespeichert. Weil Fett auf diese Weise abgelagert wird, ist es so wichtig, den Körper zu bewegen, um Fett zu verbrennen. In Kapitel 2 habe ich erklärt, dass sich dazu ein lockeres Training am besten eignet.

Bei Punkt 3 geht es um Maßnahmen zur Neutralisierung von aktivem Sauerstoff. Im Hinblick auf unsere Ernährung bedeutet das, antioxidative Substanzen zu uns zu nehmen, wie zum Beispiel die drei bekannten Vitamine A, C und E. Ferner hat man in grünem Tee und Sesam, in gelbgrünem Gemüse und einem breiten Spektrum von Pflanzen sowie in Meeresfrüchten neue antioxidative Substanzen entdeckt.

Außerdem sollte es uns nicht an Stoffen fehlen, aus denen in unserem Organismus das Enzym Superoxiddismutase (SOD) gebildet werden kann, das aktiven Sauerstoff neutralisiert (vgl. Einleitung). Weil auch dieses Enzym zu den Proteinen gehört, ist es so wichtig, mit der Nahrung ausreichend Eiweiß aufzunehmen.

Im Kampf gegen den aktiven Sauerstoff sind ferner die Mineralstoffe wichtig: Um die SOD-Produktion im Körper zu fördern, ist es notwendig, Spurenelemente wie Eisen, Zink und Selen mit der Nahrung zuzuführen. Als weitere Maßnahme gegen aktiven Sauerstoff möchte ich empfehlen, die Verwendung von Öl und da vor allem von Pflanzenöl zu reduzieren, denn solche Öle haben die Eigenschaft, den Körper »rostig« zu machen. Wie erwähnt: Pflanzliche Öle haben einen hohen Anteil von ungesättigten Fettsäuren, die sich mit dem aktiven Sauerstoff im Körper zu »rostähnlichen« toxischen Substanzen verbinden.

Unter den ungesättigten Fettsäuren gibt es auch essenzielle, aber weil sie in unserer normalen Nahrung ausreichend enthalten sind, sollten wir auf jeden Fall die Verwendung von fetthaltigen Nahrungsmitteln, auch in Form von ölhaltigen Produkten wie Salatdressing oder Mayonnaise, stark reduzieren.

Wenn im Organismus Energie benötigt wird, entsteht unweigerlich aktiver Sauerstoff. Auch wenn man davon nichts wissen will, kann man diese Reaktionen nicht anhalten. Außerdem wird sogar in der Natur aktiver Sauerstoff gebildet, wie zum Beispiel in der Atmosphäre bei Tiefdruckwetterlagen. Dadurch können sich die Symptome von chronisch Kranken verschlimmern. Hier muss jedoch auch erwähnt werden, dass unsere Erdatmosphäre ungefähr 0,2 Prozent aktiven Sauerstoff enthält. Man könnte fast meinen, dass aktiver Sauerstoff so etwas wie eine Strafe des Himmels ist, und selbst wenn wir durch eine entsprechende Lebensweise etwas dagegen tun, können wir diesem Gift nicht entfliehen, solange wir leben. Deshalb ist es so wichtig, dieses Gift zu neutralisieren, und die Frage, was wir essen und wie viel wir essen sollen, ist von großer Bedeutung.

Ein sommerlicher Speiseplan*

Frühstück

Käsetoast
Salat: Kopfsalat, Gurken, Tomaten
Suppe mit grünen Sojabohnen
Milch mit Honig und geröstetem Sojabohnenpulver
Obst: Orange, Kiwi

Mittagessen

Nudelsuppe mit Dorade (Goldbrasse)
Gemüsetempura (in Eierkuchenteig frittiert): Aubergine, kleine grüne Paprika, Perillablätter, grüner Spargel

---

* Dieser Speiseplan aus Dr. Haruyamas Klinik steht beispielhaft für eine gesunde Kost, mit der sich seine Ernährungsprinzipien verwirklichen lassen:
1. reichlich hochwertiges Eiweiß, aber wenig Kalorien zuführen;
2. Fettverzehr reduzieren, um Ablagerungen in den Blutgefäßen zu verhindern;
3. aktiven Sauerstoff neutralisieren, vor allem durch pflanzliche Lebensmittel, die reich an antioxidativen Inhaltsstoffen sind.
Die traditionelle japanische Küche ist allen zu empfehlen, die sich gesund und genussvoll ernähren möchten. Deshalb findet sie in den letzten Jahren weltweit immer mehr Liebhaber. Es gibt brauchbare Kochbücher in deutscher Sprache, zu denen man auch einen Teil der umfangreichen makrobiotischen Literatur rechnen kann.
Ostasiatische Nahrungsmittel, wie zum Beispiel *Tōfu*, haben inzwischen schon den Weg in die großen Supermarktketten gefunden; speziellere Zutaten gibt es in den asiatischen Lebensmittelläden und in Naturkostläden, Reformhäusern und Biosupermärkten.

Abendessen

Gekochter Reis
Asari-Muschelsuppe
Nattō mit Okragemüse
Gekochte Scholle mit geriebenem Rettich
Kürbis mit dicker Soße und Hühnerhackfleisch
Saurer (jap.) Salat: Okra und kleine weiße Fischchen

Typische sommerliche Zutaten

Zum Würzen: verschiedene Sorten von japanischem Ingwer
Gemüse: Perilla, *Hijiki*-Algen, Mais, Brunnenkresse, Kopfsalat, Okra, Paprika, grüner Spargel, Tomate, Gurke, Gemüsemelone, Wachsmelone, grüner Kürbis, grüne Sojabohnen

Zusammenfassung von Kapitel 3

- Wenn man kalorienreiche Nahrung zu sich nimmt, werden alle überschüssigen Nährstoffe als Fett gespeichert.
- Unser Gehirn braucht eiweißreiche Nahrung. Dabei lässt sich die Aufnahme von Fett kaum verhindern. Weil die Verstopfung der Blutgefäße hauptsächlich durch Fette verursacht wird, sollten wir möglichst kalorienarme Nahrung zu uns nehmen.
- Wenn man ausreichend schläft, werden im Körper

Wachstumshormone gebildet. Sie sorgen während des Schlafs dafür, dass die Muskeln wachsen.

- Wenn man sich gleich nach einer Mahlzeit aufregt, werden Noradrenalin und Adrenalin ausgeschüttet. Anschließend produziert die Bauchspeicheldrüse Glukagon, und das treibt den Blutzuckerspiegel in die Höhe.
- Der Hippocampus, der in unserem Gehirn u.a. mit den kognitiven Funktionen zusammenhängt, wird vom A10-Nerv gesteuert. Dieser Nervenstrang sorgt auch für die Sekretion von Glückshormonen.
- Sauerstoff hat ein positives Redoxpotenzial, Wasserstoff ein negatives. Ein negatives Redoxpotenzial ist besser für die Gesundheit.
- Schwimmen ist zwar gut für die Gesundheit, wenn man aber in einem Bad mit chloriertem Wasser schwimmt, verhält man sich so, als wollte man absichtlich seiner Gesundheit schaden.
- Es ist nicht zu empfehlen, ungefiltertes Leitungswasser zu trinken. Auf jeden Fall ist es besser, Mineralwasser, filtriertes Wasser oder abgekochtes Wasser zu trinken.
- Unter den Lebensmitteln, die für die Aktivierung des Gehirns sorgen, muss an erster Stelle *Nattō* genannt werden. Man kann es als das beste natürliche Lebensmittel aus Japan bezeichnen.
- Lebensmittel aus (fermentierten) Sojabohnen zeichnen sich durch einen ausgewogenen Aminosäuregehalt aus; sie sind der beste Rohstoff für die Produktion von Glückshormonen.

- In ihrer Kombination gleichen Reis und Sojabohnen ihre Eiweißmängel aus und bieten die beste und ausgewogenste Kombination von Aminosäuren. Denn Sojabohnen enthalten solche Aminosäuren, die im Reis schwach vertreten sind, und umgekehrt.
- Alle Erinnerungen sind in der DNS und RNS gespeichert. Sie können normalerweise nicht abgerufen werden, aber unser tieferes Ich erinnert sich an alles. Erinnerungen manifestieren sich auch als Instinkte oder physiologische Bedürfnisse.
- Die Hauptursache für die Bildung von aktivem Sauerstoff bzw. freien Radikalen ist Stress.
- Stress bedeutet seelische und physiologische Belastung. Stress entsteht, wenn wir die Dinge mit negativ-ablehnender Einstellung betrachten und mit Unsicherheit, Sorge, Frustration, Hass, Eifersucht, Neid oder Komplexen reagieren. Alle negativen Gedanken werden zur Quelle von Stress.
- Wenn wir für die Ausschüttung einer ausreichenden Menge von Glückshormonen sorgen, hat Stress keine negativen Wirkungen.
- Wenn man einem Menschen die Arbeit wegnimmt, nehmen die Triglyzeride im Blut zu, die Blutzuckerwerte gehen in die Höhe und das Krankheitsrisiko steigt. Es gibt viele Fälle von Angestellten, bei denen der Verlust der geliebten Arbeit nach der Pensionierung zum Ausbruch von Demenz oder schweren

Bitte eine Zeile austreiben

Krankheiten führte.

- Für eine Ernährungsweise, welche die Sekretion von Glückshormonen fördert, sind drei Punkte wichtig:

  1. qualitativ hochwertiges Eiweiß essen;
  2. die Verstopfung der Blutgefäße verhindern;
  3. den aktiven Sauerstoff neutralisieren.

Kapitel 4: Wenn das Gehirn jung bleibt, können wir 125 Jahre alt werden

Gehirngesundheit: das Thema der Zukunft

Wenn das Durchschnittsalter über achtzig steigt, denken die Leute: »Nun können wir wirklich lange leben«, aber im Grunde ist dem Menschen eine längere Lebensspanne bestimmt. Denn eigentlich könnte der Mensch die Hundert leicht überschreiten und zwischen 120 und 125 Jahre alt werden. Da dies sein vorgegebenes biologisches Alter wäre, kann man durchaus sagen, dass der Mensch mit achtzig zu früh stirbt.

In der östlichen Medizin gibt es sogar eine »160-Jahre-These«, und in der taoistischen Tradition des alten China sind viele Geschichten von hochbetagten Menschen überliefert. In Japan gab es schon in der Mitte der 1990er-Jahre mehr als 5000 über hundert, doch sollte man dies nicht als ungewöhnlich hohes Alter betrachten, denn es sind genau diese Menschen, die die ursprüngliche Lebensdauer des Menschen erreichen.

Worauf basiert die Behauptung, dass wir bis 125 werden können? Diese Zahl ergibt sich aus der Wachstumsperiode des menschlichen Gehirns, das sich im Allgemeinen bis 25 entwickelt. Die maximale Lebensdauer erhält man, indem man die Länge der Wachstumsphase mit 5 multipliziert, also 25 x 5 = 125. Diese Formel lässt sich auf alle Wirbeltiere anwenden.

In meiner Familie gibt es drei über Hundertjährige mit einem Alter von 109, 107 und 102 Jahren, aber noch niemanden, der die Grenze von 110 Jahren überschritten hat. Ich selbst bin noch längst nicht so alt, aber ich möchte diese Grenze unbedingt überschreiten. Bei dem jetzigen Stand der Wissenschaft müsste es möglich sein, dieses Ziel zu erreichen.

Warum aber sterben die Menschen im statistischen Durchschnitt zu früh? Weil bei der Berechnung des durchschnittlichen Alters auch Unfall- und Kindestod berücksichtigt werden, ergeben sich Zahlenwerte, die unter den wirklichen Verhältnissen liegen. Aber selbst unter der Voraussetzung, dass die Zahl der Hundertjährigen tatsächlich zunimmt, kann man kaum behaupten, dass sie mit über 5000 in Japan besonders groß ist.

Irgendwo muss es einen Grund für die Verkürzung unseres Lebens geben. In diesem Zusammenhang ist zurzeit viel vom richtigen Lebensstil die Rede. Dabei ist die Ernährungsweise ein wichtiger Punkt, und Faktoren wie Völlerei, einseitige Nährstoffzufuhr oder die toxischen Wirkungen von Chemikalien tragen zur Verkürzung der Lebensspanne bei. Ferner stören wir den natürlichen Biorhythmus unseres Lebens, indem wir bis spät in die Nacht aufbleiben oder die Nacht zum Tag machen. Dazu kommt noch der Bewegungsmangel, der unseren Körper einrosten lässt.

Der entscheidende Faktor ist dabei aber das Gehirn. Wenn der Kopf ordentlich funktioniert und der Körper über ausreichend Muskeln verfügt, kann man auch über hundert noch aktiv sein. Doch wenn man den Körper noch so eifrig trainiert und noch so sehr auf gute Ernährung achtet, kann man nicht lange leben, wenn man das Gehirn außer Acht lässt.

Bis heute scheint man nicht gewusst zu haben, wie man den Kopf richtig trainieren soll. Es hieß immer nur: »Streng mal dein Köpfchen an!« oder »Gebrauch mal den Kopf!«, aber wenn man lediglich den Kopf benutzt, kann man keine nennenswerten Resultate erwarten. Damit war das Thema bisher abgeschlossen.

Die Empfehlung, den Kopf zu benutzen, um länger zu leben, bezog sich auf das positive Denken, denn wenn man positiv denkt, werden Glückshormone freigesetzt, und das belebt die Gehirnzellen. Wenn wir unsere ganze Lebensweise danach ausrichten, können wir unsere Jugend für immer bewahren und werden von Zivilisationskrankheiten verschont bleiben.

Wenn es heutzutage um langes Leben geht, so sind die Zivilisationskrankheiten unser schlimmster Feind. Obwohl die therapeutischen Techniken ständig Fortschritte machen, gelingt es nicht, diese Leiden in den Griff zu bekommen. Das ist eigentlich nicht verwunderlich, denn von der üblichen symptomatischen Herangehensweise kann man hier keine großen Erfolge erwarten, auch wenn man sich noch so intensiv mit diesen Problemen auseinandersetzt.

Das hängt damit zusammen, dass diese Leiden zu 80 bis 90 Prozent mit Stress, das heißt mit psychischen Problemen, zusammenhängen. Doch die westliche Schulmedizin richtet ihr Augenmerk ausschließlich auf die erkrankten Körperstellen und Symptome und vernachlässigt die Behandlung der Psyche.

Das ist eigentlich auch nicht anders zu erwarten. Denn mit den Mitteln der westlichen Medizin kann man die Stellen, an denen krankhafte Veränderungen aufgetreten sind, ganz genau untersuchen, während die Psyche nicht so leicht zu diagnostizieren ist. Doch das hat sich inzwischen geändert. Die Fortschritte in Gehirnphysiologie und Neurobiologie haben uns in die Lage versetzt, einen großen Teil der psychischen Veränderungen biochemisch zu erklären.

Dabei hat sich ganz klar gezeigt, dass eine Lebensweise, durch die reichlich Glückshormone ausgeschüttet werden, gut für unsere Gesundheit ist. Wenn wir in einer bestimmten Weise leben, kommt es in unserem Gehirn zu entsprechenden Veränderungen. Wenn man diese Veränderungen untersucht, kann man ganz konkret erkennen, ob ein Mensch gesund bleiben wird oder in nächster Zeit erkranken dürfte.

Obwohl die heutige medizinische Wissenschaft einen hohen Kenntnisstand erreicht hat, klammert sie sich immer noch an die symptomatische Methodik. Wenn man eine Magenentzündung (Gastritis) hat, bekommt man ein entzündungshemmendes Medikament. Dabei nimmt man wissentlich in Kauf, dass dieses Medikament zwar die Entzündungssymptome beseitigt, aber Nebenwirkungen hat.

Bei Krebs werden die befallenen Stellen operativ entfernt oder bestrahlt. Doch muss man damit rechnen, dass der Krebs wieder zum Ausbruch kommt, wenn man seine Ursache nicht erkannt und beseitigt hat. An dieser Situation scheint sich nichts zu ändern. Das hängt damit zusammen, dass man sich im gegenwärtigen Gesundheitssystem lediglich um die Kranken kümmert. Gesunde Menschen kommen nicht zum Arzt oder ins Krankenhaus. Es kommen nur Leute, die schon krank geworden sind. Andererseits sind Kranke in Einrichtungen zur Gesundheitspflege nicht zugelassen. In Fitnessstudios wird man keine krank aussehenden Menschen finden, sondern nur knackige junge Leute, die dort ihren Körper stählen.

Mit zunehmendem Alter kann niemand verhindern, dass seine Kräfte und Fähigkeiten allmählich nachlassen. Was wir in unserer rapide alternden Gesellschaft wirklich brauchen, ist die Perspektive, ältere Menschen nicht krank werden zu lassen, und geeignete Einrichtungen, in denen sie etwas für ihre Gesundheit tun können, Einrichtungen, die man nicht aufsucht, um Krankheiten behandeln zu lassen, sondern in denen sich Menschen im Zustand des *Mibyō* (»noch nicht krank«) entspannen und regenerieren können. Ich bin überzeugt, dass die Menschen das ihnen zugedachte maximale Lebensalter von 125 Jahren voll erreichen könnten, wenn man ihnen in solchen Institutionen das notwendige Wissen für eine gesunde Lebensführung vermitteln würde.

Seltsam, dass Menschen krank werden

Der Mensch kommt nicht zur Welt, um krank zu werden, doch heute stirbt über die Hälfte der Menschen an irgendwelchen Krankheiten. Krankheit ist ein so enger Begleiter des Menschen geworden, dass überall die Meinung vorzuherrschen scheint, es sei eher seltsam, bei fortschreitendem Alter *nicht* krank zu werden. Ärztliche Behandlung dient nur noch dazu, Kranke zu heilen, und trotz der großen Fortschritte in der medizinischen Wissenschaft nimmt die Zahl der Kranken und Krankheiten ständig zu, statt abzunehmen, wie es eigentlich zu erwarten wäre.

Der menschliche Organismus ist so beschaffen, dass er im Grunde ohne eine einzige Krankheit und in gesunder Verfassung sein volles Lebensalter erreichen könnte. Aber warum nehmen die Krankheiten trotzdem ständig zu? Und warum sogar die sogenannten schweren Krankheiten? Grob gesagt, sehe ich dafür zwei Gründe:

Der erste Grund hängt damit zusammen, dass heutzutage niemand mehr das Gefühl zu haben scheint: »Krank zu werden ist unnormal.« Vielmehr denken alle, wenn sie älter werden: »Krank zu werden ist normal.« Es mag ironisch klingen, wenn ich behaupte, dass die Fortschritte in der westlichen Schulmedizin zu dieser Einstellung geführt haben. Früher sprach man in Japan von den »404 Krankheiten«, und die Zahl der Krankheiten war begrenzt. Dagegen gibt es heute eine so große Zahl von Krankheiten, dass sogar die Ärzte sie nicht alle behalten können.

Das ist ein Missstand, der auf die symptomatische und organspezifische Medizin zurückzuführen ist. In der organspezifischen Medizin entspricht die Zahl der Krankheiten der Zahl der Behandlungsmethoden, weil sich diese ausschließlich darauf konzentrieren, die Krankheitssymptome zu kurieren. Man arbeitet symptomatisch und heilt diese Krankheiten, doch dabei kommt es nicht selten vor, dass andere Krankheiten ausgelöst werden.

Zu dieser Entwicklung konnte es kommen, weil es sowohl unter den Ärzten als auch unter gewöhnlichen Sterblichen kaum noch jemanden zu geben scheint, der davon überzeugt ist: »Krank zu werden ist unnormal.« In jüngster Zeit hat man jedoch erkannt, wie wichtig die psychologische Erkenntnis ist, dass der Mensch sein Leben nach seinen Gedanken formt. Da heutzutage so viele Menschen glauben: »Krank zu werden ist normal«, ist es auch normal, dass die Zahl der kranken Menschen und der Krankheiten ständig zunimmt.

Wie bereits mehrfach erklärt, steht in der östlichen Medizin dagegen das Ziel, den Menschen nicht krank werden zu lassen, an erster Stelle. Dazu gehört die folgende Auffassung von Gesundheit: »Der Mensch ist ein Wesen, das ursprünglich zu einem Leben in Gesundheit geboren ist.« Daraus leitet sich die bereits zitierte Maxime der traditionellen Ärzte in Ostasien ab: »Wenn ein Kranker zu dir kommt, dann verbeuge dich vor ihm und entschuldige dich!«

Weil ich selbst der östlichen Denkweise anhänge, kommt es oft zu Diskussionen mit befreundeten Kollegen. Da meint mein Gegenüber: »Die Medizin ist einfach großartig.« Warum ist sie denn so großartig? »Weil sie die unter Krankheiten leidenden Menschen heilt«, lautet die Antwort. Sicher hat diese Aussage ihren Sinn. Aber warum wurde die Person dann krank? So weit denkt man in der Schulmedizin nicht. »Das sind Dinge, in die sich die Mediziner nicht einzumischen haben. Der Arzt hat die Aufgabe, Kranke zu heilen.« Das ist der Standpunkt der westlichen Medizin.

Auch die gesellschaftlichen Verhältnisse unterstützen diese Auffassung. Wenn man in der medizinischen Ausbildung lehrte, was man tun kann, um es erst gar nicht zu einer Erkrankung kommen zu lassen, Krankheit zu verhindern, würde niemand mehr zum Arzt oder ins Krankenhaus gehen, und die Ärzte hätten dann leider nichts mehr zu essen.

Außerdem ist die Behandlungsweise verkehrt, denn es

wird meist nur nach dem schnellen Erfolg gestrebt. Um ausschließlich die erkrankten Körperteile einfach und rasch zu heilen, macht man sich nicht die Mühe, den gesamten Organismus zu betrachten. Das kann dann zu dem seltsamen Ergebnis führen, dass die Krebszellen zwar beseitigt sind, der Patient aber gestorben ist. Die Heilung der Krankheit und die Wiederherstellung der Gesundheit des Patienten stimmen nicht unbedingt überein.

Dazu konnte es kommen, weil uns das Bewusstsein fehlt: »Krank zu werden ist unnormal.« Solange sich das nicht ändert, ist kaum zu erwarten, dass die Zahl der Kranken und der Krankheiten sowie die Behandlungskosten abnehmen. Wenn man sich in der Natur umschaut, findet man kein Tier, dass so krank wie der Mensch ist. Ohne Arzt und ohne Medikamente gedeihen die Tiere und bewahren ihre Spezies. Doch wenn man davon ausgeht, dass sie gar keinen Arzt und keine Medizin brauchen, so stimmt diese Annahme nicht ganz. Mithilfe ihres ins Gehirn einprogrammierten Instinkts überleben sie, indem sie aus der Natur das für sie Nützliche sammeln und alles Schädliche meiden. Für Tiere reicht es völlig aus, die in ihrem Körper angelegte Selbstheilungskraft und die körpereigene Pharmafabrik voll zu aktivieren.

In der Tradition der östlichen Medizin geht es um eine Lebensweise, die sich im Prinzip nur wenig von derjenigen der Tiere unterscheidet, weil sie die inhärenten Kräfte unseres Organismus ausnutzt. Doch dies wurde irgendwann als altmodische Ansicht betrachtet, und zwar deshalb, weil man die Gründe für die Heilwirkungen nicht rational erklären konnte. Warum spürt man keinen Schmerz mehr, wenn man einen *Tsubo* (Akupunkturpunkt) mit der Nadel sticht? Warum heilt eine Krankheit dadurch, dass man einen oder mehrere dieser Punkte stimuliert? Weil sich das nicht naturwissenschaftlich erklären ließ, kam es schließlich dazu, dass die naturwissenschaftliche Medizin Priorität erlangte.

Inzwischen ist es jedoch möglich, die Wirkung der östlichen Methoden zu verstehen. Hinter Faktoren, die man bisher als *Yin-Yang* oder *Ki* bezeichnet hatte, verbergen sich elektrische Potenziale, aktiver Sauerstoff und Hormone. Heute sind wir in der Lage, alles auf materieller Basis zu erklären. Wenn man die östliche Medizin an diesem Punkt von neuem betrachtet, dann war es ihr besonderer Vorzug, Beschwerden aus dem Bereich der Zivilisationskrankheiten zu heilen.

Der zweite Grund für die Zunahme von Krankheiten hängt damit zusammen, dass der Mensch seinen Untergang riskiert, weil er in neuerer Zeit eine Umwelt geschaffen hat, in der Kleinstlebewesen, Insekten und Bakterien nicht gedeihen können. Durch den Einsatz von Pestiziden wurden Insekten und Mikroben beseitigt, und so konnte man prächtig aussehendes Gemüse und Obst züchten. Das sollte sich aber als Fehler erweisen. So sind heute zum Beispiel Allergien und Hautprobleme wie Neurodermitis weit verbreitet. Das liegt daran, dass das Zusammenleben der Bakterien in unserer nächsten Umgebung gestört ist.

Auf der Haut des Menschen leben verschiedene Arten von guten und schlechten Mikroben symbiotisch zusammen und schützen die Haut. Da aber dieses Gleichgewicht gestört ist, nehmen Hautprobleme zu. Auch im Darm existieren über hundert Arten von Mikroben und leben normalerweise mit ihrem menschlichen Wirt in Symbiose zusammen. Symbiotische Koexistenz bedeutet, dass es in einem solchen Milieu zwar gegenseitig sowohl Schaden als auch Nutzen gibt, aber insgesamt eine harmonische Beziehung von Geben und Nehmen gewahrt wird. Doch dadurch, dass in Lebensmitteln und Trinkwasser Verunreinigungen von allopathischen Medikamenten und Chemikalien enthalten sind, wurde dieses Gleichgewicht und damit die Grundlage der Koexistenz zerstört.

Deshalb sollten wir eigentlich keine Nahrungsmittel essen, die von einem Boden stammen, auf und in dem keine Kleinstlebewesen, Insekten oder Mikroorganismen mehr existieren. Ein Milieu, in dem wir Menschen die Nahrung mit anderen Lebewesen teilen, ist natürlich und besser für die Gesundheit.

Wie ich mehrfach erklärt habe, ist der Mensch ursprünglich so beschaffen, dass er bei guter Gesundheit bis über 120 werden kann. Die Kapazitäten des menschlichen Organismus sind so groß, dass wir weiterleben können, auch wenn zum Beispiel achtzig Prozent der Leber entfernt wurden. Dass dieser so robuste menschliche Organismus seine volle Spanne von 120 oder 125 Jahren nicht erreichen kann, hängt mit unserer verkehrten Auffassung von Gesundheit zusammen. Der Mensch ist ein Wesen, das ursprünglich zu einem langen Leben in Gesundheit bestimmt ist, und alles, was dazu benötigt wird, ist in seinem Körper bereitgestellt.

Langlebige Menschen machen sich keine Sorgen

Das soll aber nicht heißen, dass wir nach Belieben tun und lassen können, was uns in den Sinn kommt, und automatisch ein langes Leben erreichen. Ich habe bereits erklärt, auf welche drei Punkte es dabei ankommt. Wenn ich das kurz wiederholen darf, so möchte ich an erster Stelle die Ernährung nennen, weil dahinter ein instinktives tiefes Bedürfnis des Menschen steht.

In der östlichen Medizin kennt man die Maxime: »Medizin und Nahrung – gleiche Quelle.« Das bedeutet: »Essen ist sowohl Medizin als auch Nahrung.« Das heißt, wenn unsere Ernährungsweise falsch ist, verlieren wir unsere Gesundheit. Wenn wir richtig essen, können wir körperlich fit bleiben und werden nicht krank. Richtig zu essen bedeutet, hochwertiges Eiweiß und wenig Kalorien zuzuführen. Heute ist fast allen Menschen klar, dass der Schlüssel zu guter Gesundheit in der Ernährung liegt.

Als generelle Linie habe ich empfohlen, sich am Vorbild der traditionellen vegetarischen Kost der japanischen buddhistischen Mönche zu orientieren. Das ist grundsätzlich richtig, aber die Voraussetzungen sind natürlich individuell verschieden. Denn es gibt Leute mit hohen Harnsäurewerten, mit ersten Symptomen von Diabetes oder mit einer schwachen Leber. In meinem Krankenhaus wird für jeden Einzelnen ein »Menü« zusammengestellt, das auch ein Bewegungsprogramm enthält und dem individuellen Befinden angepasst ist. Dabei ist die Ernährung besonders wichtig, und dazu gehören auch individuelle Beratung, Betreuung und Schulung.

Heutzutage wird man in Japan kaum einen Arzt oder eine Klinik finden, die ihren Patienten solche Hilfen geben. Wenn man krank wird, ist das Angebot riesengroß, aber im Allgemeinen gibt man keine passenden Ernährungs- und Verhaltensempfehlungen für Leute, die zwar noch keine Krankheit, aber ein gewisses Krankheitsrisiko haben.

Bei meiner Arbeit als Arzt habe ich manchmal Gelegenheit, mit hundertjährigen Alten zu sprechen. Ihre Ernährungs- und Lebensweise dürfte für gesunde Menschen interessant sein und hat folgende Punkte gemeinsam:

1. Sie sind nicht wählerisch und essen alles gern.
2. Sie essen nur so viel, dass der Magen zu achtzig Prozent gefüllt wird.

3. Ihre Kost enthält nur wenig Fleisch und vor allem Gemüse.

Wenn man traditionelle japanische Kost und westliche Kost vergleicht, so ist der japanischen Küche der Vorzug zu geben. Das sage ich nicht deshalb, weil ich Japaner bin, sondern weil ich als Arzt davon überzeugt bin: Als gesunde Ernährung zur Verhinderung von Zivilisationskrankheiten ist die traditionelle japanische Kost die beste der Welt. Wenn man hochwertiges Eiweiß nicht vernachlässigt und den Salzverbrauch einschränkt, kann man japanisches Essen als optimale Langlebigkeitsdiät bezeichnen.

Die zweite Voraussetzung für ein langes Leben ist es, die »Verkalkung« der Blutgefäße zu verhindern. Alle Formen der Alterung beginnen in den Blutgefäßen. So sind Beschwerden wie Diabetes, Gicht, Bluthochdruck und Arteriosklerose letztlich allesamt darauf zurückzuführen. Es gibt zwei Methoden, um Ablagerungen in den Blutgefäßen zu vermeiden. Erstens kommt es darauf an, den Muskelabbau zu verhindern. Muskeln haben die Funktion, zusammen mit dem Herzen für gute Durchblutung zu sorgen. Wenn die Muskeln schwächer werden, lässt die Durchblutung im selben Maße nach. Zweitens sollte man beachten, dass die Beschädigung der Blutgefäße vor allem mit Fett zusammenhängt. Denn Cholesterin oder Triglyzeride lagern sich bevorzugt in den Blutgefäßen ab. Am besten ist es, diese Ablagerungen zu

»verbrennen«, aber Fette verbrennen ausschließlich in den Muskeln. Deshalb ist es so wichtig, die Muskeln zu trainieren.

Wenn man älter wird, nimmt das Bewegungspensum unweigerlich ab. Das ist nicht unbedingt etwas Schlechtes. Wenn man über 25 übermäßig Sport treibt, wird der Schaden durch aktiven Sauerstoff zu groß. Deshalb ist es ein Naturgesetz, sich mit zunehmendem Alter weniger zu bewegen. Aber der Mensch darf nicht aufhören, sich zu bewegen. Wenn ein Tier aufhört, sich zu bewegen, stirbt es. Menschen kommen mit Bewegungsmangel irgendwie zurecht, aber er ist definitiv ein negativer Faktor.

Wenn man sich in normalem Umfang bewegt, werden die in jungen Jahren aufgebauten Muskeln erhalten bleiben oder nur wenig abnehmen, und dann wird auch die Durchblutung gut bleiben. Ein wichtiger Grund für die Zunahme chronischer Krankheiten besteht darin, dass in der modernen Welt alles so bequem geworden ist und man sich immer weniger bewegt, weil man immer gleich ins Auto steigt.

Der dritte wichtige Punkt, um ein langes Leben zu erreichen, ist die Aktivierung des Gehirns. Alle menschlichen Verrichtungen laufen nach den Anweisungen des Gehirns ab. Das Gehirn hält uns am Leben. Das Nachlassen der Körperfunktionen steht in direktem Zusammenhang mit dem Nachlassen der Gehirnfunktion. Allerdings haben wir das Gehirn bisher nicht richtig benutzt.

Denn auch wenn man den Leuten sagt: »Gebraucht euren Kopf!«, wissen sie nicht so recht, wie sie das anstellen sollen. Um lange und gesund zu leben, sollten wir vor allem positiv denken.

In der ganzen Welt ist hochbetagten Menschen eines gemeinsam: Sie machen sich keine Sorgen – und das genau ist positives Denken. Bei denjenigen, die das beherrschen, funktioniert auch die Produktion von Glückshormonen. Ohne sich den Kopf mit irgendwelchen schwierigen Dingen zu zerbrechen, genügt es, die Ausschüttung von Glückshormonen anzuregen. Den Maßstab dafür bilden die Alpha-Wellen des Gehirns. Um einen Alpha-Zustand zu erreichen, ist es am besten, sich Dinge vorzustellen, die uns in gute Stimmung versetzen oder mit pulsierender Freude erfüllen, oder solche Vorstellungen in die Tat umzusetzen.

Für diejenigen, die jeden Tag so viel zu tun haben und kaum Zeit und Gelegenheit haben dürften, um das zu üben, möchte ich hier noch einmal auf eine gute Technik hinweisen, die ich bereits im vorigen Kapitel kurz vorgestellt habe. Auch der geschäftigste Mensch muss jeden Tag einmal schlafen gehen, und diese Gelegenheit sollten wir ausnutzen. Dabei sollte man sich in der Phase vor dem Einschlafen von den Realitäten des Alltags lösen und seinen Träumen, Hoffnungen und Plänen nachgehen oder in erfreuliche Erinnerungen eintauchen. Wenn man dann in einer freudig-angenehmen Stimmung einschläft, werden nicht nur die Gehirnzellen aktiviert, sondern auch die Muskeln erhalten positive Reize, die ähnlich wirken wie ein entsprechendes tatsächliches Training. Wenn wir unter furchtbarem Stress leiden, der uns nicht aus dem Kopf gehen will, sollten wir auf jeden Fall zielstrebig versuchen, positiv zu denken. Am Anfang mag das schwierig sein, aber ob wir ein gesundes, langes Leben erreichen können oder nicht, hängt wesentlich davon ab, ob wir diese Fähigkeit beherrschen oder nicht.

Natürlich kann man nicht einfach behaupten, dass ein langes Leben an sich schon etwas Gutes wäre. Aber solange wir leben, möchten wir jedenfalls gesund bleiben und unsere geistigen Fähigkeiten bewahren. Mit richtiger Ernährung, Muskeltraining und positivem Denken wird uns das sicher gelingen.

Allmählich zeichnet sich das Bild einer alternden Gesellschaft ab, in welcher der junge arbeitsfähige, aktive Teil der Gesellschaft die schwach gewordenen Alten unterstützen muss. Daher wird befürchtet, dass diese alternde Gesellschaft zu einer Gesellschaft der Konflikte wird. Aber diese Aussage scheint nicht ganz zutreffend zu sein, denn es hat sich gezeigt, dass die Alten, die sich von der gesellschaftlichen Frontlinie zurückgezogen haben, gar nicht so unnütz sind. Vielmehr sind sie aufgrund ihrer reichen Lebenserfahrung immer noch wertvoll für die Gesellschaft. Was den Einsatz körperlicher Kräfte angeht, so müssen sie der Jugend das Feld überlassen, aber man sollte den Alten Aufgaben übertragen, bei denen sie ihre Erfahrungen zum Nutzen des Ganzen einbringen können. Unter der Voraussetzung, dass sie ihre körperliche und geistige Gesundheit bewahren, sollte man ihnen zu ihrem eigenen Wohl und zum Nutzen der Gesellschaft ein langes Leben gönnen.

Von drei Werkzeugen benutzen die Ärzte nur zwei

Bei der Frage, wie sie ihr Leben führen sollen, argumentieren manche Leute, dass es ihnen doch freistehe, ihren eigenen Wünschen zu folgen, da es sich ja schließlich um ihr eigenes Leben handele. Soviel ich aber weiß, beginnen anscheinend viele Menschen, die bisher ziemlich egoistisch vor sich hin gelebt hatten, den Wunsch zu verspüren, gesund und lange zu leben und sich für die Mitmenschen und die Welt zu engagieren. Bei solchen Menschen komme ich dann auf die Glückshormone zu sprechen. Menschen, die sich für kerngesund halten und scheinbar erfolgreich ihr Leben meistern, wollen mir anfangs nicht so recht zuhören, aber irgendwann kommt ein Moment, in dem sie auf einen Schlag zu einer gewissen Einsicht gelangen, was sie besser machen können, um auch weiterhin gesund und erfolgreich zu bleiben. Für mich als Arzt sind das die schönsten Momente meines Berufslebens, denn dann nimmt auch das Krankheitsrisiko für diese Menschen stark ab.

In Japan heißt es, dass die Ärzte drei Werkzeuge haben: Medikament, Skalpell und Wort. Heutzutage verlässt man sich bei der Therapie ganz auf Medikament und Skalpell, aber Therapie mithilfe des Wortes ist durchaus möglich. Weil es bei dieser Art von Therapie darum geht, die natürlichen Selbstheilungskräfte des Menschen zu wecken, darf ein Arzt besonders stolz sein, wenn er einen Patienten allein mit Worten zu heilen vermag.

Die Kraft des positiven Denkens

Positives Denken ist die beste Voraussetzung, um die Ausschüttung von Glückshormonen zu aktivieren, aber in Wirklichkeit ist das nicht so leicht getan wie gesagt. In erfreulichen Situationen ist es einfach, positiv zu denken. Aber wie kann man denn bei Misserfolgen oder in unangenehmer Lage positiv denken? Das ist eine extrem wichtige Frage, wenn wir die »große Revolution im Gehirn« erreichen wollen. Die Essenz positiven Denkens besteht darin, auch in einer Situation, an der wir überhaupt nichts Positives finden können, positiv zu denken. Weil dies von entscheidender Bedeutung ist, möchte ich mich hier dazu äußern.

Selbst für die Medizin gibt es in unserem Organismus eine Menge unerklärlicher Dinge. Wie bereits erwähnt, wird zum Beispiel unsere Leber nur zu zwanzig Prozent genutzt, und deshalb kann man bis zu achtzig Prozent dieses Organs operativ entfernen. Von den mehreren hundert Milliarden Gehirnzellen nutzen wir nur einen sehr geringen Teil. Warum können Krebszellen bei ausreichender Nährstoffversorgung ewig leben, obwohl die Lebensdauer normaler Körperzellen durch die so genannte *Hayflick-Grenze** limitiert ist? Auch das ist merkwürdig.

Auf diese und andere Fragen kann man noch keine Antwort geben, aber in jüngster Zeit ist eines ganz klar geworden: Unser Gehirn fordert uns auf, gesund zu werden, Erfolg zu haben und das Leben zu genießen. Doch weil dem Menschen ein freier Wille zu eigen ist, hat er die Wahl, einen anderen Weg einzuschlagen. Aber für Menschen, die ihr Dasein glücklich leben wollen, besteht die Möglichkeit, sich für ein solches Leben zu entscheiden. Das hat uns die Entdeckung der Glückshormone gezeigt.

Vom medizinischen Standpunkt aus läuft das letzten Endes auch darauf hinaus, dass wir zur Selbstverwirklichung, der höchsten Stufe in Maslows Bedürfnispyramide, bestimmt sind. Auf die Frage, was Selbstverwirklichung bedeutet, hat Maslow eine eindrucksvolle Reihe

* Die begrenzte Fähigkeit der Zellen, sich durch Teilung fortzupflanzen, wird als *Hayflick-Grenze* bezeichnet, benannt nach dem amerikanischen Zellbiologen L. Hayflick, der diese Gesetzmäßigkeit 1965 entdeckte. Diese Grenze, die je nach Zelltyp und Art des Organismus verschieden ist, liegt beim menschlichen Zelltypus bei etwa 52 Zellteilungen. Mit jeder Teilung verringert sich die Zahl der möglichen Teilungen, bis die Zelle nach der letzten Teilung schließlich das Lebensende erreicht.

von Begriffen genannt: Wahrheit, Güte, Schönheit, Bewegung, Charakter, Vollkommenheit, Notwendigkeit, Vollendung, Gerechtigkeit, Ordnung, Einfachheit, Wohlstand, Freude und Fülle – in anderen Worten bedeutet das, recht zu leben, großartig, fröhlich und erfüllt zu leben, ohne die Kritik anderer Leute auf sich zu ziehen. Eine solche Lebensweise ist Selbstverwirklichung. Darin besteht der Sinn unseres menschlichen Daseins, und das schenkt uns höchste Freude und Glückseligkeit. Dabei spielen die Glückshormone und der A10-Nerv eine wichtige Rolle. All unsere Glücksgefühle, sei es nun beim Sex oder nach einem Festessen, beginnen mit der Reizung dieser Nervenzellen, und hier liegt auch eine Quelle der Glückshormone.

Dieser Nerv hat jedoch eine ungewöhnliche Eigenschaft. Normalerweise kann es in jedem Nerv eine Plus-Minus-Reaktion geben, und irgendwo kann eine Bremse in Aktion treten. Wenn die Begierde auch noch so stark war, sobald sie befriedigt ist, wird ein Hormon mit hemmender Funktion ausgeschüttet und bremst das Verlangen. Wie bereits erwähnt, spricht man hier von negativem Feedback. So spielen zum Beispiel beim Appetit die Hormone Glukagon und Insulin diese Rolle. Bei den Glückshormonen wirkt der Botenstoff GABA hemmend. Aber warum kann man bei der Verbindung des A10-Nervs mit dem präfrontalen Kortex wirklich nichts finden, was einer Bremse entspräche?

Für mich bedeutet das: Wenn der Mensch sich dem

Wahren, Guten und Schönen widmet und gerecht handelt, gibt es nichts, was ihn aufhalten könnte, und auch Glückshormone werden dabei reichlich ausgeschüttet. Weil sie stärker wirken als natürliche Morphine, ist das Glücksgefühl eines Menschen, der sich selbst verwirklicht, unermesslich.

Künstler leben deshalb so lange, weil sie sich dem Wahren, Guten und Schönen verschrieben haben. Weil bei ihnen ständig Glückshormone freigesetzt werden, kann man sich gut vorstellen, dass sich das gleichzeitig in schöpferischem Drang und Schaffensfreude äußert.

Die Tatsache, dass Florence Nightingale und Albert Schweitzer neunzig Jahre alt wurden, hängt sicher damit zusammen, dass sie ihr Leben dem Wohl der Menschen und der Welt gewidmet hatten. Aus Sicht gewöhnlicher Sterblicher mag man denken: »Gibt es denn in so einem harten Leben mit vielen schweren Erfahrungen auch Dinge, über die man sich wirklich freuen kann?« Doch in Wirklichkeit ist es sehr viel wahrscheinlicher, dass solche Menschen Glücksgefühle genießen, welche die unseren weit übertreffen.

Wenn wir die Spuren großer und weiser Menschen betrachten und dabei zu dem Schluss kommen: »Wie hart ihr Leben doch war!«, so spricht daraus das oberflächliche Denken gewöhnlicher Menschen, während jene Menschen doch unglaubliche spirituelle Reichtümer besaßen. Weil sie das Geheimnis des langen Lebens kannten, sollten wir dann nicht versuchen, ihrem Vorbild zu folgen? Wenn das unser Leben mit Freude erfüllt und uns Jugend, Gesundheit und langes Leben garantiert, sollten wir es unbedingt versuchen.

Nie mehr krank werden

Wenn unser Gesundheitssystem so organisiert wäre, dass die Krankenkassen nur dann zahlen würden, wenn der Patient gesund wird und gesund bleibt, bekämen die Ärzte sicher Lust, sich daran zu beteiligen. Das heutige System ist zum Gegenteil dessen pervertiert, was es eigentlich sein sollte, und müsste in vielen Punkten erneuert werden. So ist es doch zum Beispiel äußerst seltsam, dass der Patient dem Arzt in demütiger Haltung gegenüber treten muss, wie in Japan und anderswo üblich. Und ebenso merkwürdig ist auch, dass der Ärztestand sich so stolz gibt. Wie bereits mehrfach erwähnt: In der traditionellen östlichen Medizin musste sich der Arzt bei seinem Patienten entschuldigen, wenn dieser krank zu ihm kam. Da sich das Verständnis für die östliche Medizin inzwischen geändert hat, hoffe ich, dass sich die Beziehung zwischen Arzt und Patient und die therapeutische Methodik von nun an in die richtige Richtung entwickeln.

Wir sollten heute auch aufhören, uns einzureden, dass man für die Behandlung irgendwelche Nebenwirkungen in Kauf nehmen müsse. Die medikamentöse Behandlung ist dafür ein repräsentatives Beispiel. In vielen Fällen sind nämlich Medikamente die Auslöser eines Asthmaanfalls oder einer Allergie. Ich habe an früherer Stelle schon berichtet, dass Diabetespatienten, die anfangs Insulinspritzen brauchten, bei mir nach kurzer Zeit weder Injektionen noch Insulintabletten benötigten. Mithilfe von Diät, Bewegung, Meditation und medizinischer Massage konnten die Medikamente abgesetzt werden.

Ganz ideal wäre es, wenn man bei einer Erkrankung keine ärztliche Hilfe bräuchte. Fast alle Zivilisationskrankheiten ließen sich vermeiden, wenn die Ärzte uns wirksame Methoden beibrächten, die wir im normalen Alltagsleben selbst anwenden könnten. Denn der überwiegende Teil der chronischen Beschwerden hat seine Ursache darin, dass sich die erkrankte Person im alltäglichen Leben falsch verhält. Der Mensch, der ursprünglich gesund ist, wird allmählich dadurch krank, dass er sich schlechte Lebensgewohnheiten zulegt. Wenn man diese Entwicklung erkannt hat, kann man in jedem Stadium die passenden Ratschläge geben. Tatsächlich bekommen Patienten aber heute in den meisten Fällen keine Gesundheitsratschläge, mit Ausnahme solcher Leute, die einen wirklich guten Hausarzt haben.

Wenn Patienten aber überhaupt solche Ratschläge bekommen, so sind sie doch meistens ziemlich oberflächlich. Mein erklärtes Ziel sehe ich darin, ein »Fachhausarzt« zu werden, der seine Patienten nicht krank werden lässt. In der östlichen Medizin liegt der Schwerpunkt auf Prävention, Gesundheitspflege und Aktivierung der natürlichen Selbstheilungskräfte. Nach meiner Auffassung sollten sich alle Ärzte diese Prinzipien zu eigen machen.

Die Zeiten, in denen es bei der Behandlung allein um die Bekämpfung von Krankheiten ging, nähern sich ihrem Ende. Es ist mein Wunsch, dass von nun an alle Menschen der therapeutischen Maxime folgten, nicht krank zu werden, und alle Ärzte sich das höchste Ziel setzten, den Patienten nicht krank werden zu lassen. Wenn sowohl Arzt als auch Patient darin übereinstimmten und sich entsprechend verhielten, könnten auch die Gesundheitskosten deutlich gesenkt werden.

Rechte Gehirnhälfte und Alpha-Wellen

Wenn Glückshormone ausgeschüttet werden, zeigt sich in unseren Gehirnwellen eine verstärkte Alpha-Aktivität. Man hat nämlich entdeckt, dass Glückshormone und Alpha-Wellen ein Paar bilden. Der Alpha-Zustand ist weder Wach- noch Schlafzustand, sondern der Zustand dazwischen. Wenn wir wach und angespannt sind und unseren alltäglichen Verrichtungen nachgehen, schwingt unser Gehirn im Beta-Bereich (vgl. Tab. 4, Kapitel 1). Im tiefen Schlaf sind es dagegen Delta- und Thetawellen. Es ist von großem Nutzen, im Wachzustand die Gehirntätigkeit auf das Niveau des Schlafes zu reduzieren, denn dann können wir Zugang zum Unterbewusstsein bekommen. Wie bereits erklärt, sind in der DNS außer den Instinkten das Wissen und die Informationen gespeichert, die unsere Vorfahren gesammelt haben. Dieses Reservoir befindet sich in der rechten Gehirnhälfte. Da die rechte Gehirnhälfte aktiviert wird, wenn unser Gehirn im Alpha-Wellen-Zustand ist, ist Entspannung eine notwendige Voraussetzung, um das Tor zum Unterbewusstsein zu öffnen.

Wenn bei Alpha-Aktivität Beta-Endorphin freigesetzt wird, beginnen sich auch die in unserem Inneren schlummernden Talente zu regen. Da dann die in der rechten Gehirnhälfte gespeicherten Erinnerungen und Informationen an die Oberfläche gelangen können, entfalten wir in diesem Zustand Talente, die im normalen Beta-Wellen-Zustand für uns unvorstellbar sind. Dies ist der größte Nutzen der Alpha-Wellen.

Der Kunstgriff, Gehirnwellen zu Alpha-Wellen zu machen, besteht darin, die linke Gehirnhälfte zum Schweigen zu bringen. Wenn man die beiden Gehirnhälften vergleicht, so dominiert im Alltag die linke Gehirnhälfte. Diese Gehirnhälfte, die Fähigkeiten wie Sprechen, Rechnen und logisches Denken steuert, ist der Sitz der Vernunft. Wenn wir uns im Wachzustand in der Gesellschaft betätigen, bewegen wir uns fast ausschließlich in der Welt der linken Gehirnhälfte.

Man geht davon aus, dass die linke Gehirnhälfte alle

Reize speichert, die wir seit unserer Geburt empfangen haben. Wenn wir aber bestimmte Reize wiederholt aufnehmen, werden sie zur rechten Gehirnhälfte weitergeleitet, dort in die Gene eingegraben und für alle Zeiten aufbewahrt. Bei angeborenen Talenten wie malerischer Begabung oder absolutem Gehör handelt es sich um Dinge, die in den ererbten Gehirnstrukturen gespeichert sind und auf der Stufe eines bestimmten Menschenlebens aufblühen. Folglich müssen in jedem »ererbten« Gehirn irgendwelche wunderbaren Talente schlummern. Wenn es gelingt, diese zu wecken, kann jeder von uns zum Genie werden.

Bei der Erziehung sollte es darum gehen, die besten Gaben eines Menschen zu entfalten. Weil aber im heutigen uniformen Erziehungssystem die Knospen außergewöhnlicher Talente meist schon frühzeitig gekappt werden, stehe ich diesem System kritisch gegenüber. Der heutigen Erziehung fehlt es an Offenheit. Denn in diesem Schulsystem genügt es, bei Standardtests eine durchschnittliche Punktzahl zu erreichen. Wenn jedoch ein Kind auf einem Gebiet eine besondere Begabung besitzt, aber auf anderen Gebieten nicht mithalten kann, lässt man es durchfallen. Auf diese Weise hat man Menschen herangezogen, die bis vor ein bis zwei Jahrzehnten in Wirtschaft und Industrie von Nutzen gewesen sein mögen. Bei dieser Art von Arbeit wird ausschließlich die linke Gehirnhälfte benutzt, und man funktioniert ähnlich effizient wie eine Maschine. In der Zeit des Wiederaufbaus nach dem Zweiten Weltkrieg war das sicher notwendig, heutzutage muss man aber feststellen, dass diese Art von Erziehung hundert Nachteile, aber keinen Vorteil mehr hat.

Tatsächlich wäre es besser, die rechte Gehirnhälfte benutzen zu lernen. Denn die rechte Gehirnhälfte braucht nicht viel Energie und setzt Dopamin wirkungsvoll ein. Wenn außerdem jeder Einzelne seine Individualität und seine höchsten Fähigkeiten verwirklichen könnte, dann sollte dies auch bald positive Auswirkungen auf die Entwicklung der Gesellschaft haben. Deshalb ist eine Erziehung nötig, durch welche die Sekretion von Glückshormonen gefördert und ein Alpha-Wellen-Zustand erreicht werden kann.

Was kann man tun, um als Individuum einen solchen Zustand zu erreichen? Da es inzwischen verschiedene Geräte und Methoden zur Messung von Gehirnwellen gibt, kann man selbst den Zustand seiner Gehirnwellen prüfen. Ich möchte Ihnen auch empfehlen, entsprechende elektronische Geräte einzusetzen, mit denen sich Ihre Gehirnwellen leichter in den Alpha-Bereich bringen lassen, und durch ein geeignetes Training zu erreichen, dass Sie möglichst lange Zeit in diesem Zustand verweilen können.

Eine altbewährte Methode, um die linke Gehirnhälfte zum Schweigen zu bringen und die rechte Gehirnhälfte zu aktivieren, besteht darin, sich in eine Art von Extremsituation hineinzumanövrieren. Wenn die körperliche Belastung dabei immer extremer wird, kommt man irgendwann an einen Punkt, wo die linke Gehirnhälfte plötzlich verstummt.

So gerät der Körper zum Beispiel beim Fasten, beim Stehen unter einem Wasserfall (einer asketischen Praxis in Japan) oder bei übertrieben hartem Sport in einen Zustand totaler Erschöpfung. In einer solchen Extremsituation hört die linke Gehirnhälfte, die immer »Dies nicht, und das nicht!« schreit, mit ihrem Geschwätz auf, und die Kraft der rechten Gehirnhälfte kommt zum Vorschein.

Wenn Sie einmal richtig fasten, werden Sie das verstehen. Wenn sich am Anfang der Hunger meldet, fängt die linke Hälfte furchtbar zu jammern an: »Das möchte ich essen, jenes möchte ich essen.« – »Warum habe ich mich auf so etwas Idiotisches eingelassen?« – »Ein bisschen zu essen schadet doch sicher nichts.« Doch irgendwann wird ein Punkt erreicht, wo die linke Hälfte nichts mehr zu sagen hat und der ganze Körper von einem angenehmen Gefühl des Wohlbefindens durchdrungen wird.

Marathonläufer machen oft ähnliche Erfahrungen. Wenn sie die unangenehmen Phasen durchstehen, fühlen sich Körper und Geist auf einmal vollkommen wohl, und das Laufen geht dann mühelos und locker wie von selbst. Alle Qualen sind wie weggeblasen. In solchen Situationen manifestieren sich die gewaltigen Kräfte der rechten Gehirnhälfte, und Glückshormone werden reichlich ausgeschüttet.

Die rechte Gehirnhälfte lässt sich auch aktivieren, indem man sie anspricht. Wenn man zum Beispiel mit einem Problem zu kämpfen hat, sagt man tatsächlich zu seinem Gehirn: »Nun, wie soll ich mit diesem Problem umgehen?« Wenn eine Antwort auftaucht, antwortet man wieder laut und deutlich: »Ach so! Das ist also die Lösung. Das ist sicher gut so.«

Sich im Kopf eine bildhafte Vorstellung zu machen und einen Dialog zu führen, ist gut und richtig, aber solange man diese Technik nicht beherrscht, lässt sich die rechte Gehirnhälfte aktivieren, indem man ihr einfach nur zuhört. Die rechte Hälfte gilt als das schweigsame Gehirn und verfügt bekanntlich nur über eine eingeschränkte Kommunikationsfähigkeit. Obwohl sie unglaublich reich an gespeicherten Informationen ist, gibt sie diese nicht ohne Weiteres heraus. Man sollte sich also zum Beispiel durch geeignete Methoden wie die im Folgenden beschriebene Meditationsübung in einen Zustand versetzen, indem man auf sie hören kann.

Das gilt auch im umgekehrten Fall, wenn man etwas im Gedächtnis der rechten Gehirnhälfte aufbewahren möchte. Die rechte Gehirnhälfte speichert nicht in Form von Wörtern. Sprachlich und rational aufgenommene Inhalte werden in der linken Gehirnhälfte festgehalten. Wenn man sie in der rechten Hälfte speichern möchte, muss das bildlich oder akustisch geschehen. Solche Informationen gelangen dann über den sogenannten Balken von der linken in die rechte Gehirnhälfte. Mithilfe der Positronen-Emissions-Tomographie (PET) kann man diese Vorgänge eindeutig sichtbar machen.

Genie und Alpha-Wellen

Bei Albert Einstein wurden einmal die Gehirnwellen bei seiner wissenschaftlichen Arbeit gemessen. Dabei erwies sich, dass sein Gehirn Alpha-Aktivität zeigte, wenn er bei seinen mathematischen Berechnungen mühelos vorankam. Sobald er sich aber in Schwierigkeiten verrannte, dominierten die Beta-Wellen. Normalerweise sind unsere rechnerischen Fähigkeiten in der linken Gehirnhälfte lokalisiert, während Alpha-Wellen hauptsächlich in der rechten Gehirnhälfte schwingen. Aber auch bei der besten Abakus-Rechnerin in Japan dominierten beim Kopfrechnen die Alpha-Wellen. Es ist auch bekannt, dass die Gehirnwellen von guten Schach- oder Go-Spielern beim Spielen im Alpha-Bereich liegen. Anscheinend benutzt der Mensch bei anspruchsvoller kreativer Denktätigkeit nicht die linke, sondern die rechte Gehirnhälfte.

Die rechte Gehirnhälfte wird auch als apriorisches, angeborenes, Gehirn bezeichnet. Wenn man die rechte Gehirnhälfte entfernt, kann man die instinktiven Tätigkeiten nicht mehr ausführen. Der frisch geborene Säugling kann sofort geschickt an der Mutterbrust trinken, obwohl ihm das vorher niemand gezeigt hat. Das lässt sich kaum anders erklären, als dass dieses Know-how in seine Gene einprogrammiert war.

Es gibt noch andere ähnliche Phänomene dieser Art. So kann man zum Beispiel die Gabe, sich an Ereignisse aus früheren Existenzen zu erinnern, in akzeptabler Weise damit erklären, dass irgendwelche Informationen aus dem angeborenen Gedächtnis ins Bewusstsein aufsteigen. Doch gewöhnlich sind wir nicht in der Lage, solche Informationen an die Oberfläche zu holen. Diese Informationen sind in der DNS und RNS gespeichert, und auch wenn wir sie uns normalerweise nicht bewusst machen können, so kennt sie das tiefere Selbst in uns genau, und sie tauchen manchmal in Form von Instinkten oder physiologischen Bedürfnissen auf.

Aber es ist wirklich nicht so einfach, diese Erinnerungen willentlich ins Bewusstsein zu heben. Meditation und Gebet gelten dabei als die wirkungsvollsten Methoden. Genies wie Einstein oder Newton haben in einem Geistesblitz großartige Naturgesetze entdeckt, aber Dinge, die nicht bereits im Gehirn oder im Gedächtnis vorhanden sind, können nicht einfach aus dem Nichts auftauchen, auch wenn wir noch so viel von Geistesblitzen reden. Doch solche Möglichkeiten sind in uns allen im Speicher des Unterbewusstsein angelegt.

Zusammenfassend lässt sich sagen, dass es sich bei Genies um Menschen mit einer besonders entwickelten Fähigkeit handelt, Gehirnwellen mühelos zu Alpha-Wellen zu machen und die Sekretion von Glückshormonen anzuregen. Wenn wir unser Leben so führen, dass wir immer mehr Glückshormone ausschütten, können wir wunderbare Kräfte entwickeln, die wir uns jetzt nicht vorstellen können. Die Wirkung der Glückshormone beschränkt sich aber nicht darauf, uns auf die Ebene der Genies emporzuheben. Wir werden auch resistent gegen Krankheiten und können in Freude leben. Und würde unsere Welt nicht auf einen Schlag friedlicher, sicherer und reicher werden, wenn die Zahl solcher Menschen zunähme?

Die »große Revolution im Gehirn«

Wenn man den Menschen betrachtet, so ist er – ohne Umschweife gesagt – ein Tier, das unermüdlich nach Lust strebt. Im Hinblick auf die Glückshormone erscheint er mir als ein Wesen, das bis zuletzt der genussvollen Sekretion von Glückshormonen nachjagt. Wenn sich das auf die Befriedigung von Bedürfnissen der untersten Stufe beschränkt, sinken wir Menschen zu einer Daseinsform ab, die der von Reptilien oder anderen Tieren ziemlich ähnlich ist. Zum Glück ist das System der Glückshormone aber mit dem präfrontalen Kortex auf dem Frontallappen verbunden. Da dieser Teil des Gehirns die kognitiven Funktionen des Menschen beherbergt und in direkter Verbindung zu unserem Wohlfühlnerv, dem A10-Nerv, steht, hat der Mensch die Möglichkeit, zu immer höheren Stufen und Freuden aufzusteigen.

Nehmen wir einmal an, ein Kind fällt in eine Pfütze. In dieser Situation gibt es einerseits Leute, die dem Kind zu Hilfe eilen, auch wenn ihre Kleidung dabei schmutzig wird. Andererseits dürfte es auch Leute geben, die so tun, als hätten sie nichts gesehen. In welcher geistigen Verfassung befindet sich in diesem Moment ein Mensch, der das Kind gerettet hat? Wenn ein Mensch sich ohne Rücksicht auf Verluste für einen anderen einsetzt, kann man das in jeder Hinsicht als untadeliges Verhalten bezeichnen. Aber dieser Mensch hat das letztlich deshalb getan, weil sein Gehirn das so gewollt hatte, und als Lohn für diese gute Tat kann er dann ein gutes Gefühl der Befriedigung genießen.

Bei dem Menschen, der nicht helfen wollte, lag das Helfen nicht in der Absicht seines Gehirns. Weil man sich in der Welt des Noradrenalins befindet, wenn man nur aus Pflicht- und Verantwortungsgefühl hilft, ohne es im Grunde zu wollen, hat man letztlich keinen Gewinn davon. Und weil jener Mensch das wusste, hat er dem Kind nicht geholfen.

Wenn man sich in der Welt nach Menschen umschaut,

bei denen die Sekretion von Glückshormonen besonders gut funktioniert, so fallen einem die Fakire und manche Adepten des Yoga ein. Weil sie sich eifrig darin üben, auch bei starken Schmerzen Glückshormone auszuschütten, können sie immer und überall Glücksgefühle empfinden. Obwohl ich etwas neidisch auf diese Leute blicke, habe ich persönlich keine Lust, ihr Schüler zu werden und sie um Belehrung zu bitten. Zwar bestaune ich sie wie fantastische Zaubermeister, doch kann ich mir nicht vorstellen, dass sie spirituell auf einer allzu hohen Stufe stehen. Das heißt für mich, dass die Sekretion ihrer Glückshormone sicher auf einer ziemlich niedrigen Ebene erfolgen dürfte.

Ich bin davon überzeugt, dass jeder Mensch mit einer besonderen Bestimmung geboren wird. Wenn er diese Lebensaufgabe einmal erkennt, werden als Lohn des Himmels Glückshormone ausgeschüttet, und diese bringen ein unübertreffliches Gefühl der Befriedigung, unerschöpfliche Vitalität und eine vorwärts gerichtete positive Lebenshaltung mit sich.

Um unsere Aufgabe zu finden, müssen wir auf die DNS hören. Zu diesem Zweck sollten unsere Gehirnwellen im Alpha-Bereich schwingen, und wir sollten mit dem inneren Ohr auf die Botschaft aus der tiefsten Seelenschicht lauschen. Das ist die »große Revolution im Gehirn«, die zur Entdeckung wahrer Lebensfreude führt. Wenn man seine Bestimmung erkennt, dann wird das weitere Leben von unerschöpflicher Freude erfüllt sein.

Drei effektive Techniken für die »große Revolution im Gehirn«

Tsubo-Massage im Gesicht

Wenn Sie etwas Zeit haben, können Sie diese einfache Form von Akupressur (jap. *Shiatsu*) dreimal täglich vor dem Spiegel durchführen. Dadurch wird die Sekretion von Glückshormonen angeregt. Ferner wirkt die Stimulation dieser *Tsubo* (Akupunkturpunkte) bei Frauen als gutes Mittel zur Schönheitspflege, bei Männern zur Bewahrung der Jugendlichkeit.

Meditationsübung zur Aktivierung der rechten Gehirnhälfte

Beim Autogenen Training handelt es sich um eine Art von Autosuggestion und Selbsthypnose, durch die auch die Sekretion von Glückshormonen angeregt und die natürlichen Selbstheilungskräfte gestärkt werden. Diese seit Langem anerkannte und bewährte Technik hat ein weites Anwendungsspektrum.*

Ursprünglich wird beim Autogenen Training je eine

---

* Dr. Haruyama hat das klassische »Autogene Training« nach Schultz für seine Zwecke modifiziert und vereinfacht. Da diese Entspannungstechnik bei uns bestens bekannt ist, haben wir die ausführlichen Erklärungen des Autors gekürzt und verweisen interessierte Leserinnen und Leser stattdessen auf die umfangreiche Literatur zum Thema und die zahlreichen Trainingsangebote vor Ort.

Abb. 8: Tsubo-Massage im Gesicht

Legen Sie den Mittelfinger auf den Zeigefinger und drücken Sie die angezeigten neun Akupunktpunkte kräftig: zuerst etwa neunmal im Dreierrhythmus (1, 2, 3 ... 1, 2, 3 ...) und beim zehnten Mal kontinuierlich für zehn Sekunden. Am besten wiederholen Sie das dreimal täglich, morgens, mittags und abends.

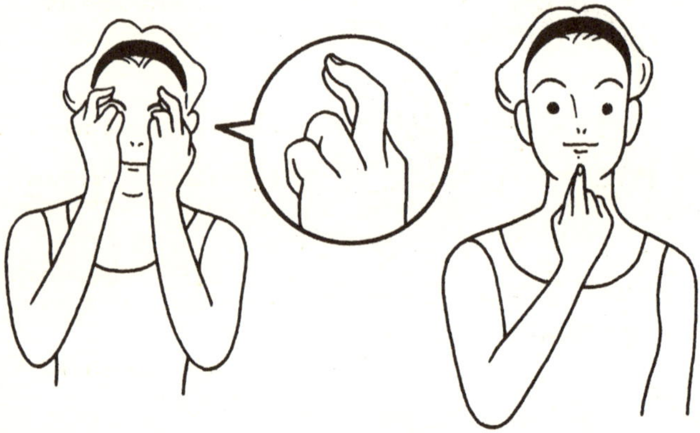

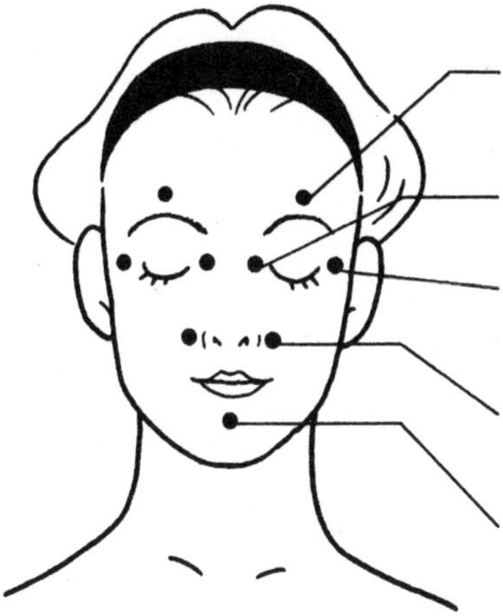

Akupunkturpunkte (jap. Bezeichnung und Meridian) und Wirkungen:

1. *Yōhaku* (Gallenblasenmeridian G14) – Glückshormone

2. *Seimei* (Blasenmeridian B1) – Hautflecken, Sommersprossen

3. *Dōshiryō* (Gallenblasenmeridian G1) – Fältchen, trockene Hautstellen

4. *Geikō* (Dickdarmmeridian Di20) – Fältchen, trockene Hautstellen

5. *Shōshō* (Konzeptionsgefäß KG24) – Glückshormone

Abb. 9: Autogenes Training

Suchen Sie sich einen Platz, wo Sie ruhig üben können, und setzen Sie sich wie abgebildet entspannt auf einen Stuhl mit Rückenlehne. Die Augen sind halb geschlossen; der Blick ist leicht nach unten gerichtet.

Übungsstufen und -formeln:

Vorbereitung – Ruheübung: »Ich bin ganz ruhig.«
1. Stufe – Schwereübung: »Arme und Beine sind ganz schwer.«
2. Stufe – Wärmeübung: »Arme und Beine sind ganz warm.«
3. Stufe – Herzübung: »Mein Herz ist ruhig, und mein Puls geht ganz regelmäßig.«
4. Stufe – Atemübung: »Die Atmung geht ruhig.«
5. Stufe – Bauchübung: »Mein Bauch ist ganz warm.«
6. Stufe – Kopfübung: »Meine Stirn ist angenehm kühl.«

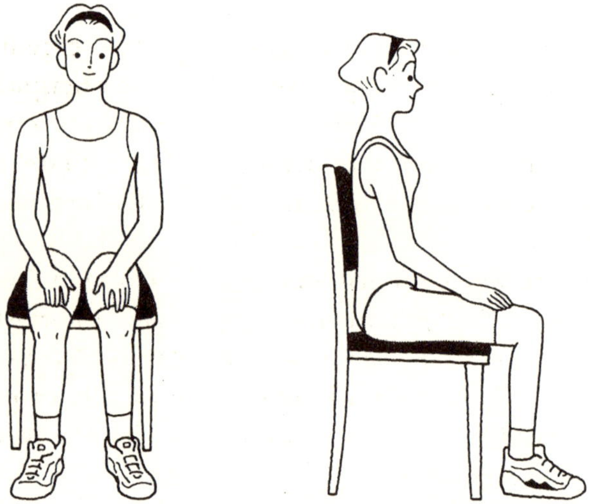

Übungsstufe pro Sitzung gelernt, doch da es bei mir als Einführung in die Meditation benutzt wird, wird nicht selten das ganze Programm auf einmal geübt. Eine einzelne Stufe sollten Sie nicht länger als zehn Minuten üben. Wenn Sie schnell in einen suggestiven Zustand gelangen, können Sie gleich zur nächsten Stufe weitergehen. Ideal wäre, zweimal täglich (mittags und abends) zu üben.

Die Übungen im Einzelnen:

Ruheübung (zur Vorbereitung): Hier geht es erst einmal um Entspannung. Sagen Sie sich: »Ich bin ganz ruhig«, entweder mit ihrer inneren Stimme oder mit hörbarem Stimmeinsatz, was wesentlich wirkungsvoller ist.

1. *Schwereübung:* Diese Übung löst ein Schweregefühl in Armen und Beinen aus. Man beginnt zum Beispiel mit dem rechten Arm: »Mein rechter Arm ist ganz schwer«, und geht so weiter über den linken Arm und das rechte Bein bis zum linken Bein: »Mein linkes Bein ist ganz schwer.«

Beim Üben kann man in einen eigenartigen Zustand zwischen Schlafen und Wachen gelangen. Dabei ist der Körper leblos und schwer wie im tiefen Schlaf, das Gehirn aber halb wach. Die linke Gehirnhälfte ist passiv, während die rechte aktiv wird. Das ist der Hauptzweck der Schwereübung.

2. *Wärmeübung:* Diese Technik wird genauso ausgeführt wie die Schwereübung, nur dass es diesmal um das Wärmegefühl in den Gliedmaßen geht: »Mein rechter Arm ist ganz warm« usw. Am besten geht das, wenn Sie sich vorstellen, beim Üben in der warmen Badewanne zu sitzen. Wärme ist deshalb so wichtig, weil sie den Kreislauf und die Durchblutung fördert und so Sauerstoff und Nährstoffe besser bis in den letzten Winkel des Körpers transportiert werden. Ferner wird in diesem Zustand tiefer Entspannung die Ausschüttung von Glückshormonen gefördert und die rechte Hemisphäre aktiviert.

3. *Herzübung:* Ziel dieser Übung ist es, willentlich den Herzschlag ein wenig zu beeinflussen und das Herz in einen optimalen Zustand zu bringen, obwohl dieses Organ eigentlich seine Arbeit ganz automatisch optimal verrichtet. Dabei konzentrieren wir uns auf das Herz und suggerieren uns: »Mein Herz ist ruhig, und mein Puls geht ganz regelmäßig.«

4. *Atemübung:* Diese Übung vertieft die Entspannung durch konzentriertes, ruhiges Ein- und Ausatmen. Typische Vorstellungen dabei sind: »Die Atmung geht ruhig« oder: »Es atmet mich.«

Da sich das autonome Nervensystem im Prinzip unserer Kontrolle entzieht, können wir zum Beispiel das Herz nicht anhalten, indem wir einfach »Halt!« sagen. Doch das gilt nicht für die Atmung. Deshalb sollten wir uns diese Besonderheit der Atmung zunutze machen und uns eine gute Atemtechnik antrainieren.

Diese Atemübung ist eine wirkungsvolle Vorstufe zur tiefen Bauchatmung. Durch richtige Bauchatmung wird die Sekretion sowohl von Glückshormonen als auch von solchen Hormonen aktiviert, die für die Erweiterung der Blutgefäße und eine gute Durchblutung sorgen.

5. *Bauchübung* (eigentlich »Sonnengeflechtsübung«): Diese Übung dient der Vertiefung der Entspannung und der besseren Durchblutung im Solarplexusbereich und im Bauchraum. In meiner Praxis benutzen wir dabei gewöhnlich Formeln wie: »Mein Bauch ist ganz warm« oder: »Der Darm bewegt sich ganz langsam.«

6. *Kopfübung:* Eine alte Weisheit, die in Europa wie in Ostasien bekannt ist, lautet: »Kopf kalt, Füße warm.« Bei dieser Übung konzentrieren wir uns auf eine »kühle Stirn« und suggerieren uns: »Meine Stirn ist angenehm kühl.«

Hinweise zur Praxis:

Wenn man regelmäßig übt und sich ans Autogene Training gewöhnt, kann man sehr schnell einen Zustand tiefer Entspannung erreichen. Bei mir selbst dauert das im Allgemeinen nur noch ungefähr fünf Sekunden.

An dieser Stelle möchte ich Ihnen aus meiner ärztlichen Erfahrung drei warnende Hinweise geben:

Sie sollten nicht länger als zehn Minuten bei einer Stufe verweilen und sich möglichst nicht völlig in den angestrebten Zustand »verlieren«. Denn das kann dazu führen, dass Sie nur mit Mühe in den normalen Bewusstseinszustand zurückfinden.

Die *Bauchübung* (Nr. 5) ist für Patienten mit Beschwerden an den inneren Organen im Bauchraum (z.B. Magengeschwür) nicht zu empfehlen, da wegen der gesteigerten Durchblutung die Gefahr von inneren Blutungen besteht.

Setzen Sie sich beim Lernen und Üben auf keinen Fall unter psychischen Druck, auch wenn es anfangs nicht wie gewünscht funktioniert. Denn das könnte zu unnötigem Stress, zur Sekretion von Kampfhormonen und damit zu unerwünschten negativen Wirkungen führen.

Wichtig ist auch der richtige Abschluss der Übungen, das *Zurücknehmen* (Abb. 10). Denn da man sich in einer Art von hypnotischem Zustand befindet, ist man auch nach Beendigung des Übens noch eine Zeit lang in einer Art Trance, aus der man langsam und bewusst in die physische und mentale Normalität zurückkehren sollte.

Tiefatmung zur Freisetzung von Glückshormonen

Neben Autogenem Training ist Tiefatmung ein effektives Mittel, um die Ausschüttung von Glückshormonen anzuregen. Vielleicht fragen Sie sich nun, warum At-

Abb. 10: Abschluss/Zurücknehmen

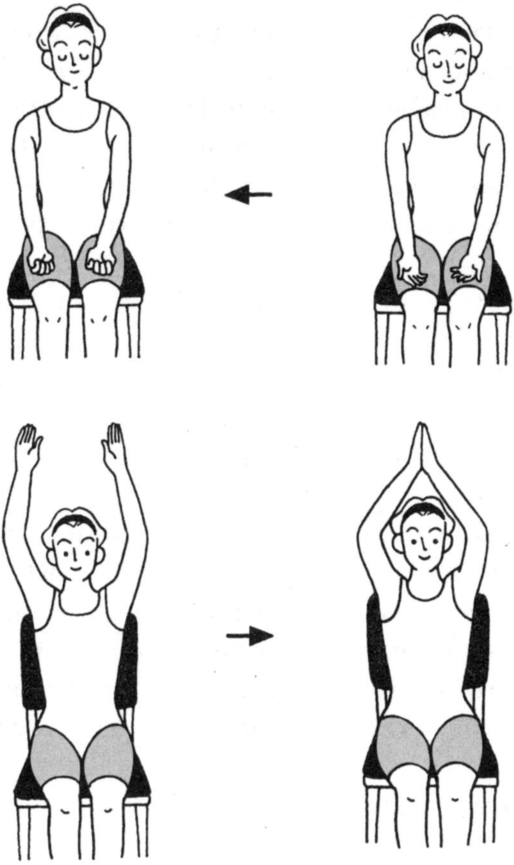

Zuerst die Fäuste einmal ballen, und noch einmal mit aller Kraft die Fäuste ballen. Dann Augen öffnen, Arme über den Kopf strecken und die Hände zusammenschlagen.

mung eine Form von Meditation sein soll, aber Tiefatmung unterscheidet sich doch wesentlich von unserer unbewussten Normalatmung.

Wenn wir im Alltag aktiv und angespannt sind, atmen wir gewöhnlich mit der Brust. Bei dieser Art von Atmung bewegen wir den Brustkorb mithilfe der Brustmuskulatur. Dagegen wird bei der Bauchatmung das Zwerchfell nach oben und unten bewegt, und wenn wir entspannt atmen, dann ist das bis zu einem gewissen Grad Tiefatmung.

Bei tiefer Bauchatmung werden Prostaglandine ausgeschüttet. Diese hormonähnlichen Substanzen haben die Eigenschaft, aktiven Sauerstoff zu neutralisieren und die Blutgefäße zu erweitern. Sie werden in der Medizin bei der Behandlung von Herzinfarkt und Schlaganfall eingesetzt. Aus unbekannten Gründen sammeln sich größere Mengen von Prostaglandinen im unteren Teil der Lungen. Wenn nun bei der Bauchatmung das Zwerchfell auf und ab bewegt wird, fließen diese Botenstoffe aus dem Zellinneren in die Blut- und Lymphgefäße. Weil sie dort freie Radikale beseitigen und für gute Durchblutung sorgen, möchte ich Ihnen dringend empfehlen, sich diese Atemtechnik zu eigen zu machen.

Die Ausgangsposition beim Üben der Tiefatmung entspricht der Position beim Autogenen Training. Dabei sitzen wir bequem auf einem Stuhl, richten den Rücken auf und lassen beide Schultern entspannt sinken. An den Händen bilden wir mit Daumen und Zeigefinger einen Ring und legen die Hände natürlich auf die Knie. Wir entspannen uns total und suggerieren uns, dass wir ganz locker und bequem atmen.

1. Beim Einatmen ziehen wir die Luft ganz langsam durch die Nase ein. Dabei richten wir unsere Aufmerksamkeit auf den Bauch, und der Unterbauch wölbt sich nach außen. Wir atmen tief ein bis zu dem Punkt, bevor das Atmen mühsam wird. Wenn wir das Gefühl haben, dass es nicht weiter geht, halten wir den Atem an.

2. Nun verweilen wir mit angehaltenem Atem, solange es möglich ist. Wenn es unangenehm zu werden beginnt, atmen wir ganz langsam durch den Mund aus. Dabei sinkt der Unterbauch nach innen. Die Ausatemphase sollte etwa zwanzig Sekunden dauern.

3. Durch die Nase einatmen, durch den Mund ausatmen – den Bauch vorwölben, den Bauch einziehen. Diesen Ablauf wiederholen wir mehrere Minuten lang (etwa zehnmal hintereinander). Ideal wäre es, das Ganze jeden Tag dreimal zu üben, oder wenigstens zweimal, erst mittags und dann abends unmittelbar vor dem Zubettgehen.

4. Es ist nicht sinnvoll, auf einmal zu lange zu üben. Bei Anfängern sollte eine »Runde« nicht über zehn Minuten dauern. Wenn man länger übt, ist das natürlich nicht

schlimm. Doch da man dabei die Muskeln kräftig benutzt, können bei untrainierten Personen am nächsten Tag Muskelschmerzen auftreten. Deshalb ist es besser, nicht zu übertreiben und aufzuhören, ehe das Üben unangenehm und schmerzhaft wird.

Zusammenfassung von Kapitel 4

- Wir könnten 125 werden. Die Lebensspanne der Wirbeltiere beträgt das Fünffache der Wachstumsperiode ihres Gehirns. Weil das Gehirn beim Menschen bis 25 wächst, gilt für ihn 5 x 25 = 125 Jahre.
- Der Mensch kommt nicht zur Welt, um krank zu werden. Dass Krankheiten trotzdem so häufig sind, hängt damit zusammen, dass niemand das Gefühl hat: »Krank zu werden ist unnormal.«
- Auf der Haut des Menschen leben verschiedene gute und schlechte Mikroorganismen, welche die Haut schützen, wenn sie in Harmonie koexistieren. Zu Allergien und Hautkrankheiten kommt es, wenn dieses Gleichgewicht gestört wird.
- Gemüse von Ackerböden, auf und in denen keine Kleinstlebewesen, Insekten oder Mikroorganismen mehr leben, sollten wir nicht essen. Ein Milieu, in dem wir Menschen mit den Lebewesen um die Nahrung konkurrieren, ist viel gesünder.
- Die Quintessenz positiven Denkens besteht darin, eine

Sache, an der man überhaupt nichts Positives finden kann, positiv zu sehen – und selbst wenn die geliebten Eltern sterben, dem Himmel nicht zu grollen, sondern bei sich zu denken: »Alles, was mir geschieht, ist zu meinem Besten.«

- Die Befehle des Gehirns sollten als »Befehle des Himmels« betrachtet werden. Der Himmel will, dass wir nach Selbstverwirklichung streben.
- Eine Lebensweise, die jeder bejaht, eine erhabene und freudige Lebensweise, die von anderen Leuten nicht kritisiert wird – eine solche Lebensweise bedeutet Selbstverwirklichung. Und weil dies das Ziel des menschlichen Daseins ist, wird es zu höchster Glückseligkeit führen.
- Was das menschliche Gehirn am meisten von dem anderer Lebewesen unterscheidet, ist die Funktionsaufteilung zwischen den beiden Gehirnhälften. Die linke Hälfte ist für sprachliche und logische Fähigkeiten zuständig, die rechte für Gefühl und Intuition.
- Die linke Gehirnhälfte speichert vorwiegend alle Informationen aus dem individuellen Leben (einer Person) von der Geburt an. Es funktioniert nach den Prinzipien von Gewinn/Verlust und Lust/Unlust.
- In der rechten Gehirnhälfte, unserem »ererbten« Gehirn und dem Sitz der Seele, sind hunderttausendmal mehr Informationen gespeichert als in der linken Hälfte. Die richtige Nutzung der rechten Gehirnhälfte ermöglicht höchste Form menschlichen Bewusstseins.

- Visualisierungstraining und der richtige Gebrauch unserer Sinne öffnen das Tor zur rechten Gehirnhälfte und aktivieren die Sekretion von Glückshormonen.
- Der Unterschied zwischen einem langen und einem kurzen Leben lässt sich darauf zurückführen, dass jemand mehr seine rechte oder seine linke Gehirnhälfte benutzt.
- Natürliche Talente, wie von Geburt an gut malen zu können oder das absolute Gehör zu besitzen, sind ins angeborene Gedächtnis eingegraben. Anscheinend kommen sie irgendwann auf der Stufe eines (talentierten) Menschen wieder zum Vorschein.
- Um Alpha-Wellen zu erzeugen, bedarf es einer Überzeugung. Wenn wir eine Überzeugung haben, sind wir nicht länger Opfer der Umstände, und es fällt uns leichter, positiv zu denken.
- Ganz offen gesagt, ist der Mensch ein Tier, das gänzlich nach dem Lustprinzip lebt. Im Hinblick auf Endorphine sind wir Wesen, die bis zuletzt nach lustvoller Sekretion von Glückshormonen streben.
- Jedes Individuum wird mit seiner eigenen Bestimmung geboren. Wenn wir diese Bestimmung erkennen, werden als Belohnung Endorphine ausgeschüttet, und das schenkt uns ein unübertreffliches Gefühl der Befriedigung, unerschöpfliche Vitalität und vorwärts gerichtetes Denken.
- Es ist zu empfehlen, sich täglich mehrmals das Gesicht zu waschen und dabei die *Tsubo* (Akupunkturpunkte)

im Gesicht gut zu massieren. Das wirkt nicht nur verschönernd für die Haut, sondern auch stimulierend auf verschiedene innere Organe, vor allem auf das Gehirn und auf die Sekretion von Glückshormonen.

- Im alltäglichen Leben dominiert das parasympathische Nervensystem lediglich im Schlaf. Im Wachzustand lässt sich das durch Meditation erreichen. Autogenes Training eröffnet uns den Zugang zu meditativen Erfahrungen.
- Autogenes Training ist eine Art von Selbsthypnose, durch die reichlich Glückshormone freigesetzt und die Selbstheilungskräfte gestärkt werden. Diese einfache Methode hat ein breites Anwendungsspektrum, das von der Heilung von Beschwerden über die Auflösung von Stress bis zur Entwicklung besonderer Talente reicht.
- Beim Autogenen Training ist die Wärmeübung am meisten zu empfehlen.
- Durch Tiefatmung werden die im unteren Teil der Lunge konzentrierten Prostaglandine in die Blutbahn befördert. Diese Substanzen neutralisieren aktiven Sauerstoff und sorgen für eine Erweiterung der Blutgefäße.

Über den Autor

Dr. Shigeo Haruyama wurde 1940 in Kioto geboren und stammt aus einer Familie traditioneller japanischer Ärzte. Deshalb konnte er schon als Kind praktische Erfahrungen mit Akupunktur, Moxa und Shiatsu machen. Nach dem Studium an der Medizinischen Fakultät der Universität Tokio ging er einer mehrjährigen Krankenhaustätigkeit als Chirurg nach. Seit 1987 leitet er in der Nähe von Tokio eine eigene Klinik mit angeschlossenem Altersheim und verschiedenen Einrichtungen zur medizinischen Prävention und Gesundheitspflege, an denen er eine Synthese von westlicher und östlicher Medizin praktiziert. Seine vielfältigen therapeutischen und publizistischen Aktivitäten haben in den japanischen Massenmedien große Beachtung gefunden.

Einer breiten Öffentlichkeit bekannt wurde er durch die Veröffentlichung dieses Buches, das mit über 4 Millionen verkauften Exemplaren zum Sachbuchbestseller Nr. 1 im Japan der 1990er-Jahre wurde. Auch der Fortsetzungsband *Nōnai kakumei* 2, in dem es um Techniken zur richtigen Aktivierung und optimalen Nutzung des Potenzials der rechten Gehirnhälfte geht, erreichte mit über 1,3 Millionen Exemplaren wiederum Bestsellerrang. Beide Bände wurden bald nach ihrer Publikation mit großem Erfolg ins Chinesische und Koreanische übersetzt.

Schlussbemerkung

Von Wolfgang Höhn und Mariko Sakai

Falls Dr. Haruyamas Gesundheitsbuch Ihre Wissbegierde und das Interesse an unserem Denk- und Glücksorgan – dem »Drei-Pfund-Universum« in unserem Schädel, dem kompliziertesten Stück Materie im Universum – geweckt haben sollte, möchten wir Ihnen abschließend ein paar Hinweise auf Informationsmöglichkeiten und Fakten zu Ihrer »grauen Masse« nennen.

Im Jahr 1960 wurde in Paris unter der Regie der UNESCO die *International Brain Research Organization* (IBRO) gegründet, der heute über 50 000 Neurowissenschaftler in über 110 Ländern angehören. Es dürfte kein vergleichbares Wissensgebiet geben, auf dem gegen Ende des 20. Jahrhunderts so atemberaubende und immense Fortschritte gemacht wurden wie in der Hirnforschung. So hatte der US-Senat das letzte Jahrzehnt des Jahrhunderts zur *Decade of the Brain* erklärt. Die Autoren des nahezu 2000-seitigen deutschsprachigen *Lexikons der Neurowissenschaft* sprechen in ihrem Vorwort von einer »exponentiellen Zunahme des Wissbaren«.

Das gilt ganz besonders für Japan, das in der Hirnforschung einen führenden Rang in der Welt einnimmt. Die gewaltigen Fortschritte in den *Neurosciences* haben uns dank revolutionärer elektronenmikroskopischer Techniken unvorstellbare Einblicke bis in das Innere der Gehirnzellen und eine unglaublich genaue Kenntnis der Substanzen, der Mechanismen und Funktionen ermöglicht. So ist es nicht verwunderlich, dass uns auf diesem Gebiet selbst in deutscher Sprache eine kaum überschaubare Fülle von Fachliteratur und Informationsmöglichkeiten auf allen Wissensniveaus zur Verfügung steht.

Einen guten Überblick und solides Grundwissen vermitteln die folgenden vier Titel:

- Holler, Johannes: *Das neue Gehirn – Möglichkeiten moderner Hirnforschung*, Junfermann, Paderborn 1996; eine immer noch aktuelle, umfassende Einführung in alle Bereiche der Hirnforschung und der praktischen Anwendung
- *Lexikon der Neurowissenschaft* in vier Bänden, bearbeitet von Hartwig Hanser, Spektrum, Akademischer Verlag, Heidelberg 2005; ein gelungenes Nachschlagewerk, das als Besonderheit zahlreiche hervorragende Essays enthält, in denen namhafte Fachautoren wichtige Themen abhandeln und in größere Zusammenhänge stellen.
- Pinel, John P.J.: *Biopsychologie*, Pearson Studium, München 2007; deutsche Übersetzung eines ausgezeichneten amerikanischen Lehrbuchs, das die komplexe Materie auf anschauliche, geistreiche und auch für den Laien verständliche Weise präsentiert
- Begley, Sharon: *Neue Gedanken – neues Gehirn*, Goldmann, München 2007; das Buch widmet sich der Frage

nach der »Neuroplastizität« des Gehirns: Wie beeinflussen Gedanken, Emotionen und Bewusstseinszustände unser Nervensystem einschließlich des Gehirns?

Überwältigend ist auch das deutsche und vor allem englische Informationsangebot im Internet, in dem man sich beim Suchen und Surfen regelrecht verlieren kann. Es reicht von knappen Lexikonartikeln über systematische Darstellungen bis zu hochspezialisierten Fachartikeln, von einfachen Diagrammen über vollständige Powerpoint-Präsentationen bis zu spannenden Kurzfilmen von Gehirnprozessen. Die folgenden drei Websites lohnen nicht nur den Besuch, sondern führen auch weiter zu interessanten Links.

- http://thebrain.mcgill.ca/

  »*The Brain from Top to Bottom*« lautet der Titel dieser einfallsreichen englischen und französischen Site des *Canadian Institute of Neurosciences, Mental Health and Addiction* INMHA, auf der jeder einzelne Begriff, z.B. aus dem Bereich der Neurotransmitter, jeweils in fünf Kategorien und auf drei Niveaus dargestellt wird und abrufbar ist.
- http://de.brainexplorer.org/

  Verständliches Grundlagenwissen in deutscher Sprache.
- www.gluecksformel.de

  Die Site des Autors und Wissenschaftsjournalisten Stefan Klein mit einer guten Auswahl von Links zum Thema Gehirn und Glückshormone.

Unser Gehirn ist von einer so unvorstellbaren Komplexität, dass die Hirnforschung es trotz aller Fortschritte wohl kaum jemals gänzlich ausloten dürfte, denn sein unendliches Potenzial scheint unser dürftiges Denkvermögen doch bei Weitem zu übertreffen. Das belegen auch die »Zahlenspiele mit dem menschlichen Gehirn« der beiden deutschen Hirnforscher und Professoren Birbaumer und Schmidt: »Das menschliche Gehirn enthält mehrere hundert Milliarden (10^{11}) Nervenzellen (Neurone) und noch zahlreichere, nämlich mehrere Billionen Gliazellen (10^{12}) (...) Die Neurone bilden untereinander mehrere 100 Billionen (10^{14}) synaptische Kontakte. Die Gesamtlänge aller Nervenfasern im Gehirn beträgt etwa 2 x 384 000 km (zweimal die Entfernung zum Mond). Die beiden Großhirnhälften tauschen lebenslänglich über den Balken (...) etwa 4×10^9 Impulse pro Sekunde aus. Die Leitungsgeschwindigkeit der Impulse beträgt in den Nervenfasern bis zu 100-120 m/s. An den (...) Synapsen sind bisher mehr als 40 Überträgersubstanzen (Transmitter) identifiziert worden. In einem erregten Neuron werden pro Sekunde etwa 15 000 Proteinmoleküle aktiviert. An der Entstehung einer Erinnerung oder eines Gedankens sind vermutlich 10^7-10^8 Neurone beteiligt.«*

---

* Aus: Birbaumer, N. und Schmidt, R. F. : *Biologische Psychologie*, Springer, Heidelberg 2006, S. 75.

Gesund leben und essen

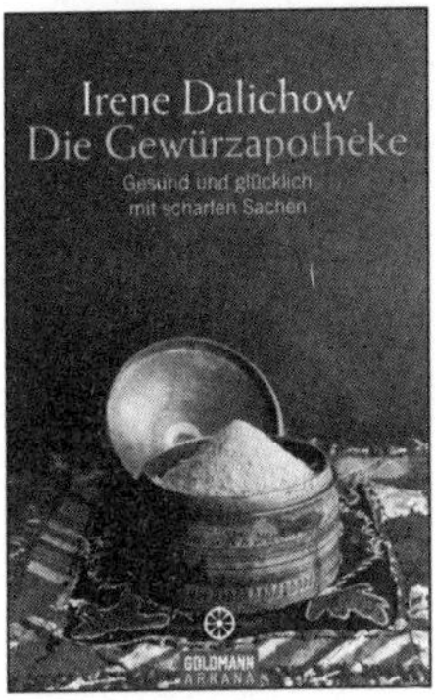

Irene Dalichow, 21790
Die Gewürzapotheke

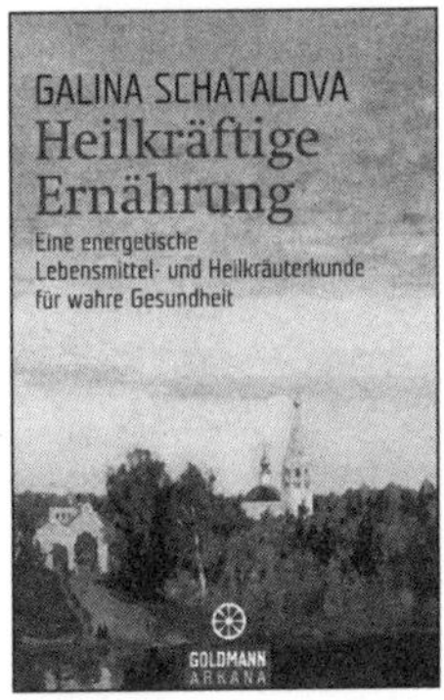

Galina Schatalova, 21745
Heilkräftige Ernährung

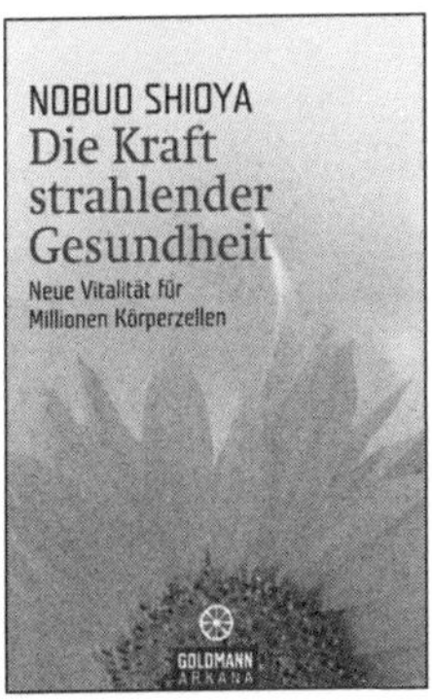

Nobuo Shioya, 21743
Die Kraft strahlender Gesundheit

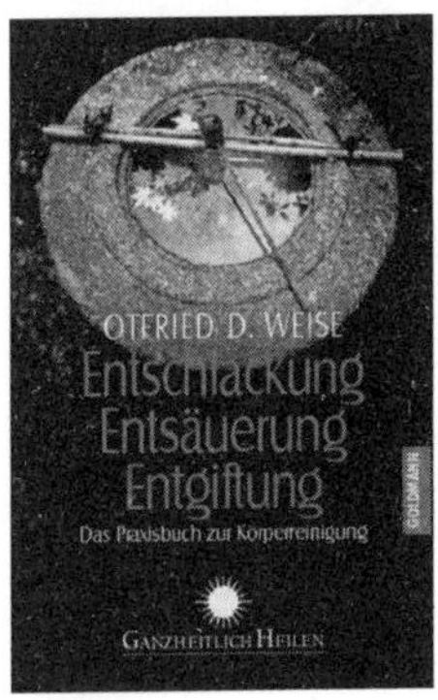

Otfried D. Weise, 14188
Entschlackung

GOLDMANN
ARKANA

Heilen mit der Kraft des Geistes

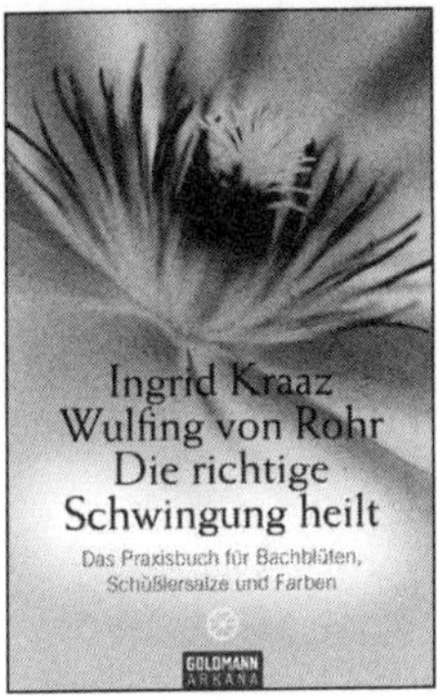

I. Kraaz/W. v. Rohr, 21787
Die richtige Schwingung heilt

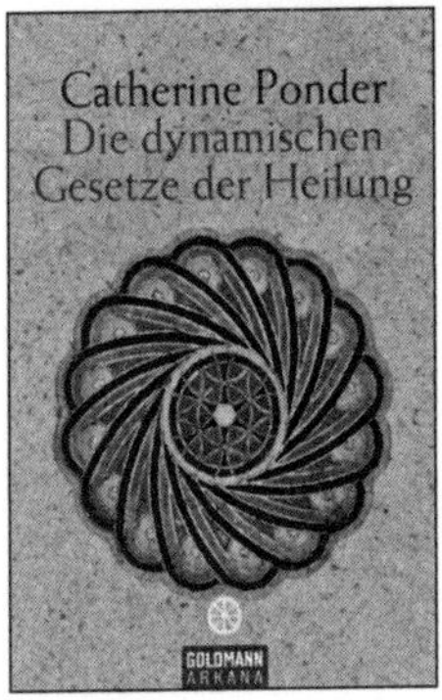

Catherine Ponder, 21772
Die dynamischen Gesetze der Heilung

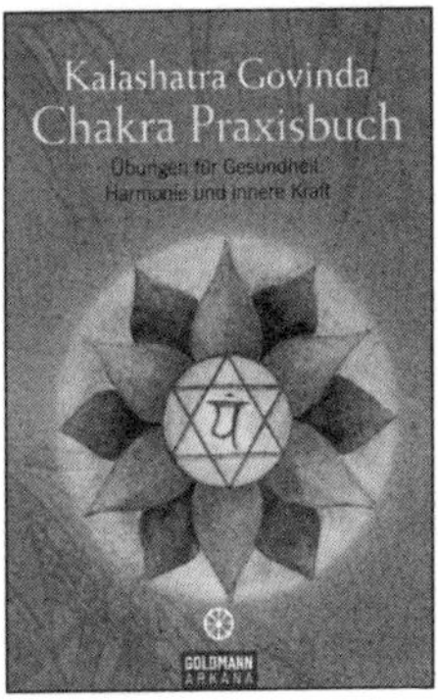

Kalashatra Govinda, 21758
Chakra Praxisbuch

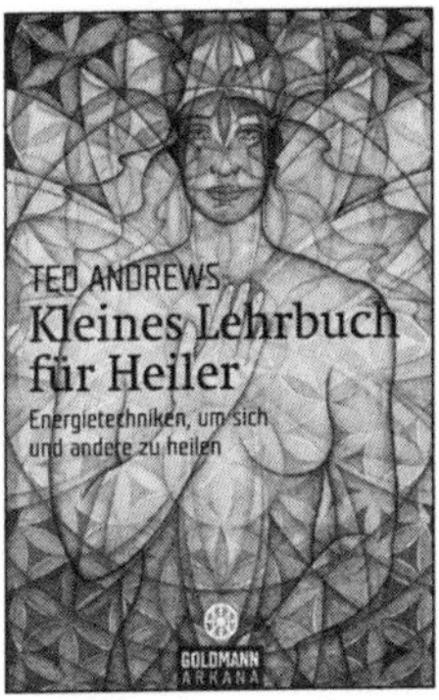

Ted Andrews, 21737
Kleines Lehrbuch für Heiler

GOLDMANN
ARKANA

Das Wunder Ihres Geistes

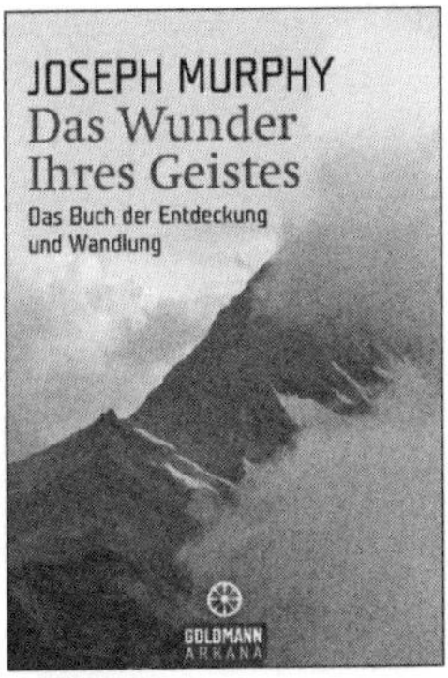

Joseph Murphy
Das Wunder Ihres Geistes 21726

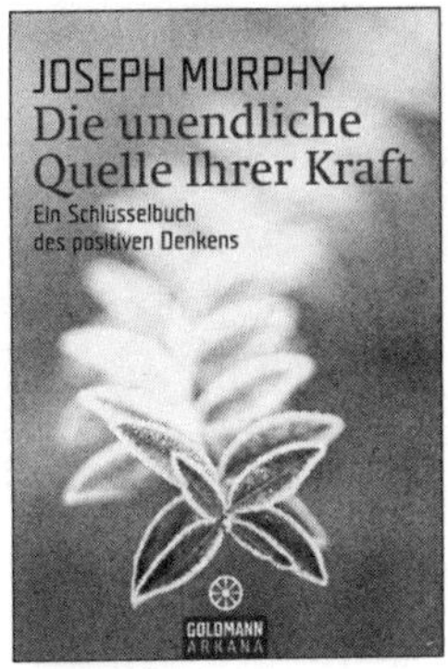

Joseph Murphy
Die unendliche Quelle 21727

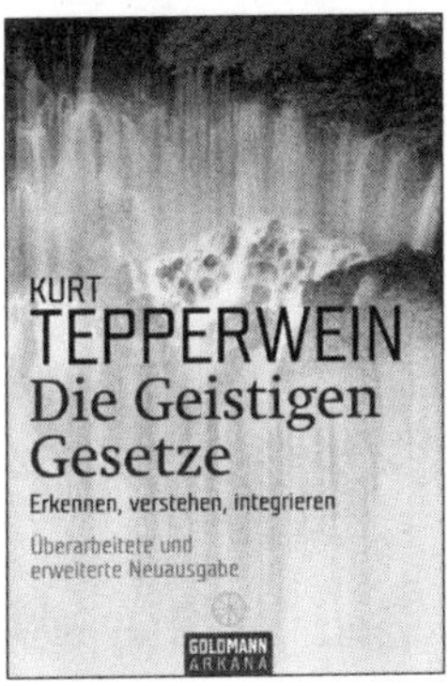

Kurt Tepperwein
Die Geistigen Gesetze 21610

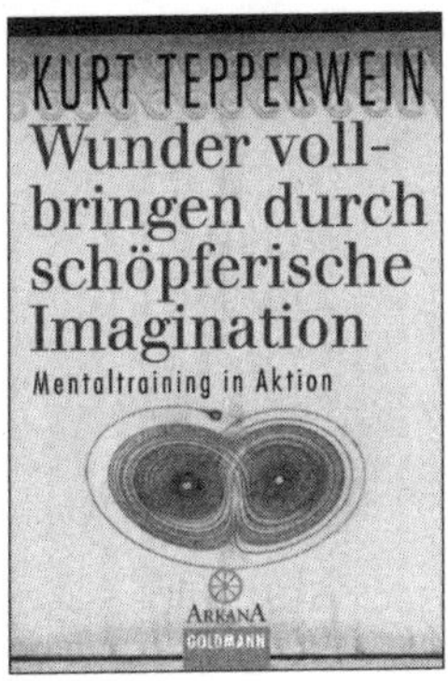

Kurt Tepperwein
Wunder vollbringen... 21642

GOLDMANN
ARKANA

Heilgeheimnisse fremder Völker

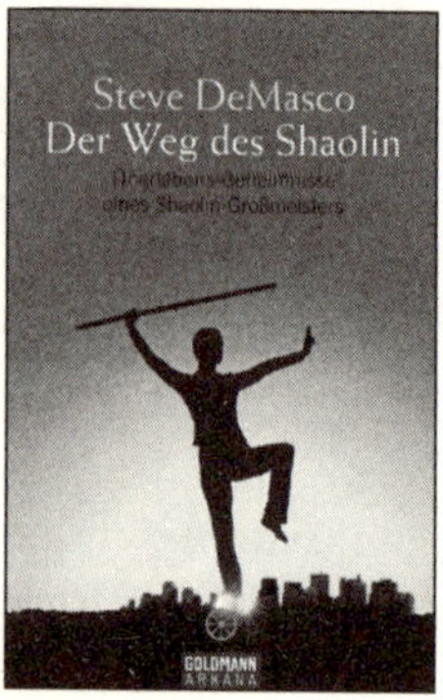

Steve DeMasco, 21774
Der Weg des Shaolin

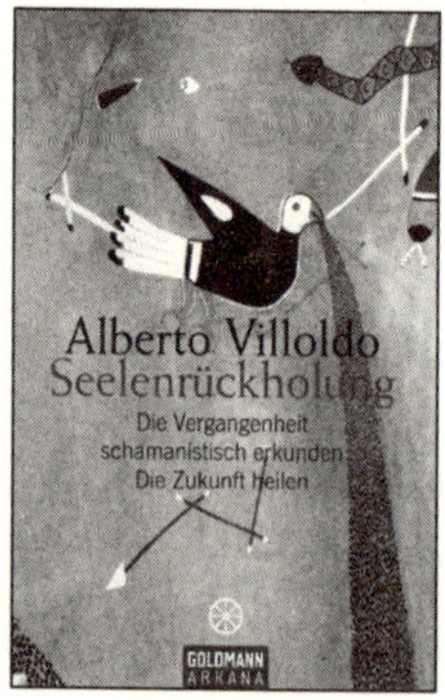

Alberto Villoldo, 21765
Seelenrückholung

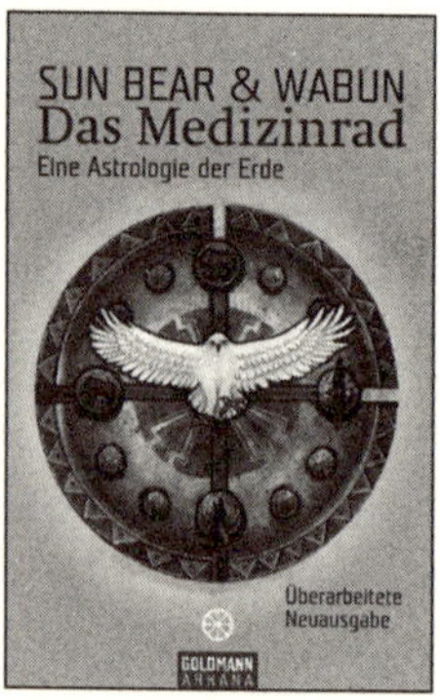

Sun Bear & Wabun 21740
Das Medizinrad

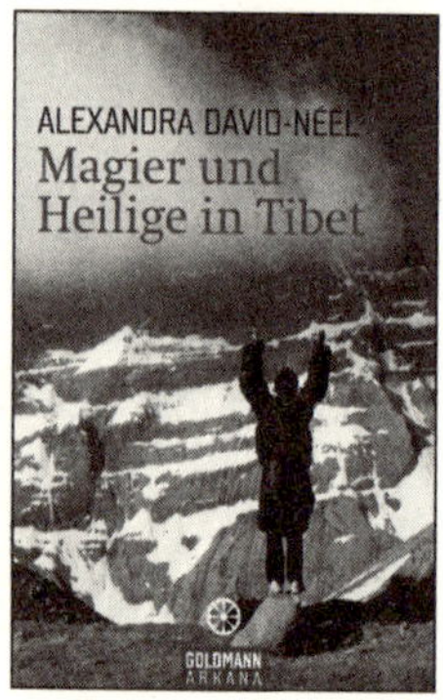

Alexandra David-Néel, 21748
Magier und Heilige in Tibet

GOLDMANN
ARKANA